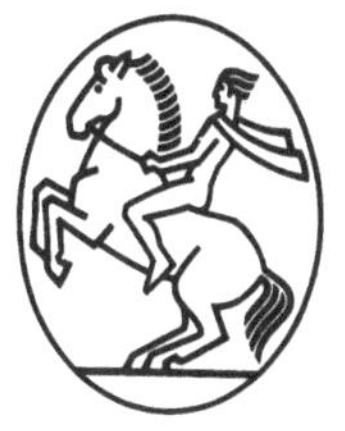

W0260483

Etoposid (VP 16-213) in der Therapie maligner Erkrankungen

Präklinische und klinische Studien

In Zusammenarbeit mit der
Österreichischen Krebsgesellschaft und -Liga

Herausgeber:
J. Schwarzmeier E. Deutsch K. Karrer

Springer-Verlag Wien New York

Prof. Dr. *Josef Schwarzmeier*
Oberarzt an der I. Medizinischen Universitätsklinik, Wien

Prof. Dr. Dr. *Erwin Deutsch*
Vorstand der I. Medizinischen Universitätsklinik, Wien

Prof. Dr. *Karl Karrer*
Gemeinsame Institutseinrichtung für Epidemiologie der Neoplasmen der Universität Wien

Das Werk ist urheberrechtlich geschützt.
Die dadurch begründeten Rechte, insbesondere die der Übersetzung, des Nachdruckes, der Entnahme von Abbildungen, der Funksendung, der Wiedergabe auf photomechanischem oder ähnlichem Wege und der Speicherung in Datenverarbeitungsanlagen, bleiben, auch bei nur auszugsweiser Verwertung, vorbehalten.
© 1984 by Springer-Verlag/Wien

Die Wiedergabe von Gebrauchsnamen, Handelsnamen, Warenbezeichnungen usw. in diesem Buch berechtigt auch ohne besondere Kennzeichnung nicht zu der Annahme, daß solche Namen im Sinne der Warenzeichen- und Markenschutz-Gesetzgebung als frei zu betrachten wären und daher von jedermann benutzt werden dürfen.

Produkthaftung: Für Angaben über Dosierungsanweisungen und Applikationsformen kann vom Verlag keine Gewähr übernommen werden. Derartige Angaben müssen vom jeweiligen Anwender im Einzelfall anhand anderer Literaturstellen auf ihre Richtigkeit überprüft werden.

Mit 24 Abbildungen

CIP-Kurztitelaufnahme der Deutschen Bibliothek
Etoposid (VP 16-213) in der Therapie maligner Erkrankungen: präklin. u. klin. Studien / in Zusammenarbeit mit d. Österreich. Krebsges. u. -Liga. Hrsg.: J. Schwarzmeier ... – Wien; New York: Springer, 1984.
ISBN-13:978-3-211-81801-5

NE: Schwarzmeier, Josef [Hrsg.]

ISBN-13:978-3-211-81801-5 e-ISBN-13:978-3-7091-8755-5
DOI: 10.1007/978-3-7091-8755-5

Vorwort

Der Anerkennung einer neuen Substanz als klinisch wirksames Chemotherapeutikum gehen jahrelange Studien voraus. Anfang der siebziger Jahre wurde die Antitumoraktivität bestimmter Podophyllotoxinderivate entdeckt. Die ungewöhnlichen biologischen Eigenschaften und die therapeutische Wirksamkeit dieser Derivate erweckten das Interesse von experimentellen und klinischen Forschern. Besonders Etoposid (VP 16-213) erschien wegen seiner niedrigen und vorhersagbaren Toxizität vielversprechend für einen klinischen Einsatz. Tatsächlich zeigten die bisherigen Erfahrungen, daß das Präparat eine besondere Aktivität bei bestimmten Formen akuter Leukämien, bei Non-Hodgkin-Lymphomen, bei Lungenkarzinomen und Hodentumoren entfaltet. – Um einen Überblick über den derzeitigen Stellenwert von VP 16-213 zu gewinnen, wurden auf Anregung der I. Medizinischen Universitätsklinik Wien und in Zusammenarbeit mit der Österreichischen Krebsgesellschaft und -Liga Arbeitsgruppen aus Österreich, Deutschland, Holland und der Schweiz eingeladen, ihre bisherigen Erfahrungen mit Etoposid auszutauschen und zu diskutieren. Ein zweitägiges Symposium in Baden bot dazu Gelegenheit. Das Resultat der gemeinsamen Bemühungen ist in diesem Band zusammengefaßt. Neben den Beiträgen der einzelnen Autoren ist am Ende des jeweiligen Hauptkapitels der wesentliche Inhalt der Diskussionsbeiträge wiedergegeben. Diese komprimierte Darstellung war notwendig, um den Leser nicht zu ermüden und den Rahmen des Buches nicht zu sprengen.

Unser besonderer Dank gilt Frau Dr. F. Schremmer, deren Einsatz und Umsicht wesentlich zum Gelingen der Publikation beigetragen hat.

J. D. Schwarzmeier *E. Deutsch* *K. Karrer*

Diskussionsleiter

Prof. Dr. *H. Denck*	1. Chirurgische Abteilung und Ludwig Boltzmann-Institut für klinische Onkologie, Krankenhaus Wien–Lainz, A-1130 Wien
Prof. Dr. Dr. *E. Deutsch*	I. Medizinische Universitätsklinik, A-1090 Wien
Prof. Dr. *N. Honetz*	III. Medizinische Abteilung, Kaiser-Franz-Joseph-Spital, A-1100 Wien
Prof. Dr. *J. Kühböck*	II. Medizinische Universitätsklinik, A-1090 Wien
Prof. Dr. *A. Stacher*	III. Medizinische Abteilung und Ludwig Boltzmann-Institut für Leukämieforschung und Hämatologie, Hanusch-Krankenhaus, A-1140 Wien

Inhaltsverzeichnis

Präklinische Studien

Leukämien und Lymphome

Bronchialkarzinom

Hodentumoren, Sarkome, Mammakarzinom, Kinderonkologie

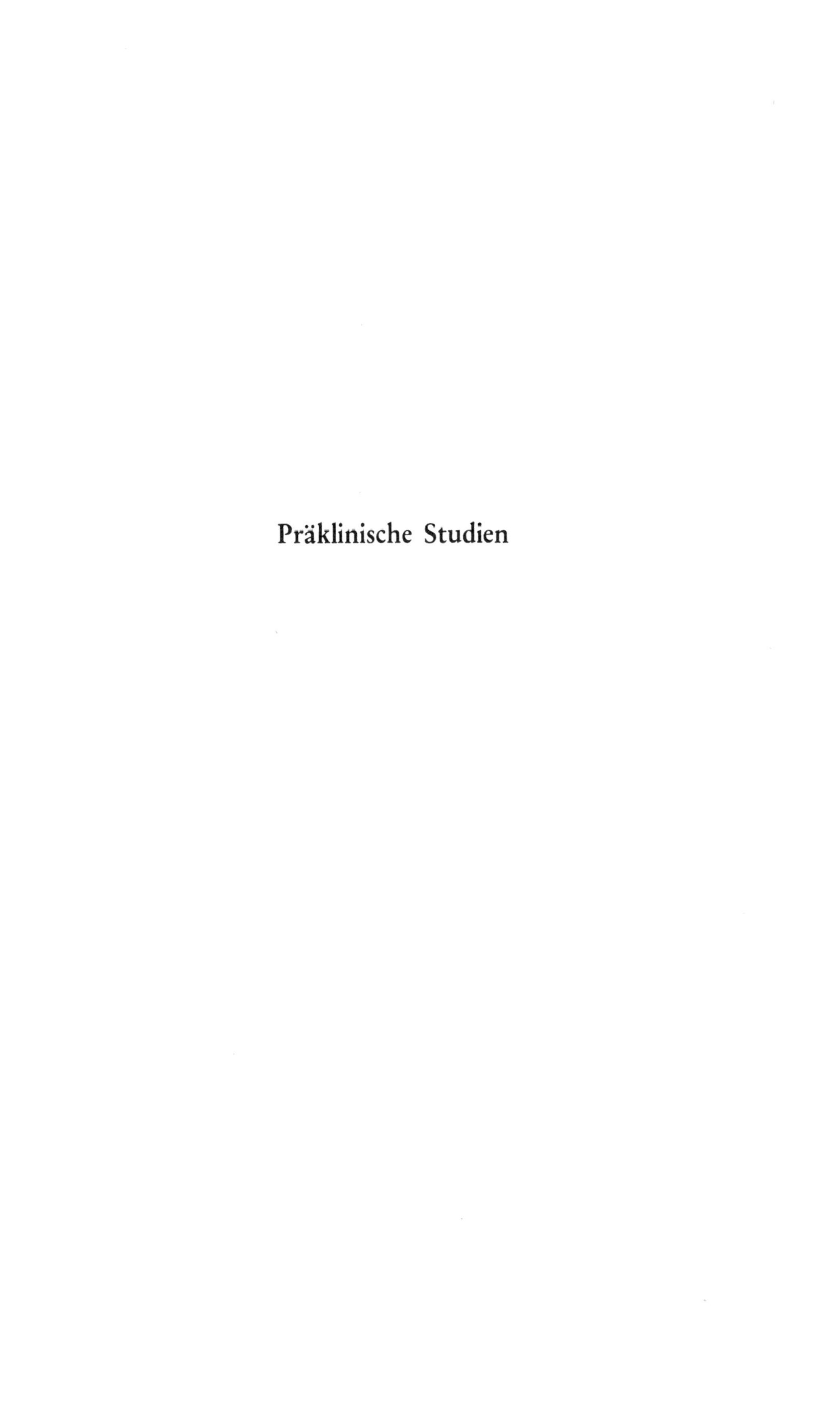

Präklinische Studien

Etoposid (VP 16-213)
in der Therapie
maligner Erkrankungen
Herausgeber: J. Schwarzmeier E. Deutsch K. Karrer
Springer-Verlag Wien New York 1984

Etoposid – Chemie, präklinische und klinische Pharmakologie

R. Raettig[1], N. Niederle[2] und W. Achterrath[1]

[1]Abteilung Klinische Forschung Zytostatika, Bristol-Myers GmbH, Neu-Isenburg, Bundesrepublik Deutschland,
[2]Innere Klinik und Poliklinik (Tumorforschung), Westdeutsches Tumorzentrum (Direktor: Prof. Dr. C. G. *Schmidt*), Universitätsklinikum der GHS Essen, Bundesrepublik Deutschland

Bereits vor mehreren hundert Jahren verwendeten die nordamerikanischen Indianer und die Bewohner des Himalaja den wäßrigen Extrakt aus Podophyllum peltatum (American mandrake, May apple) bzw. Podophyllum emodi als Abführmittel und als Antihelminthikum (8, 36, 40, 50). Auch die erste amerikanische Pharmakopöe von 1820 verzeichnete diese Extrakte als Emetikum. Podophyllin wurde erst 1942 wegen erheblicher Nebenwirkungen aus der Pharmakopöe gestrichen. Im selben Jahr wurde ein öliger Extrakt aus dieser Pflanze von *Kaplan* zur Behandlung von Condyloma acuminata sowie anderer gutartiger Hauterkrankungen verwendet (37), und 1946 publizierten *King* und *Mitarbeiter* über die mitosehemmende Wirkung dieses Extrakts in Science (36, 41).

Bei der Analyse des Podophyllinextrakts wurden Peltatin, Desoxypodophyllotoxin und Podophyllotoxin (Abb. 1) gefunden (37, 50), welches als aktiver Mitosehemmstoff mit einem ähnlichen Wirkungsmechanismus wie Kolchizin und die Vinca-Alkaloide identifiziert wurde (5, 14, 40, 44, 46).

In den folgenden Untersuchungen erwies sich der therapeutische Index von Podophyllotoxin als zu gering (36, 40). Seit 1963 wurde in den Laboratorien der Sandoz AG versucht, durch Veränderungen am Grundmolekül wirksamere und weniger toxische Derivate zu synthetisieren. Hierbei wurden die Glukosidverbindungen VP 16-213 (INN: Etoposid, NSC 141540) (Abb. 1) und VM 26 (INN: Teniposid, NSC 122819) (Abb. 1) gefunden und aufgrund vielversprechender präklinischer Daten detaillierter geprüft (18, 39, 69).

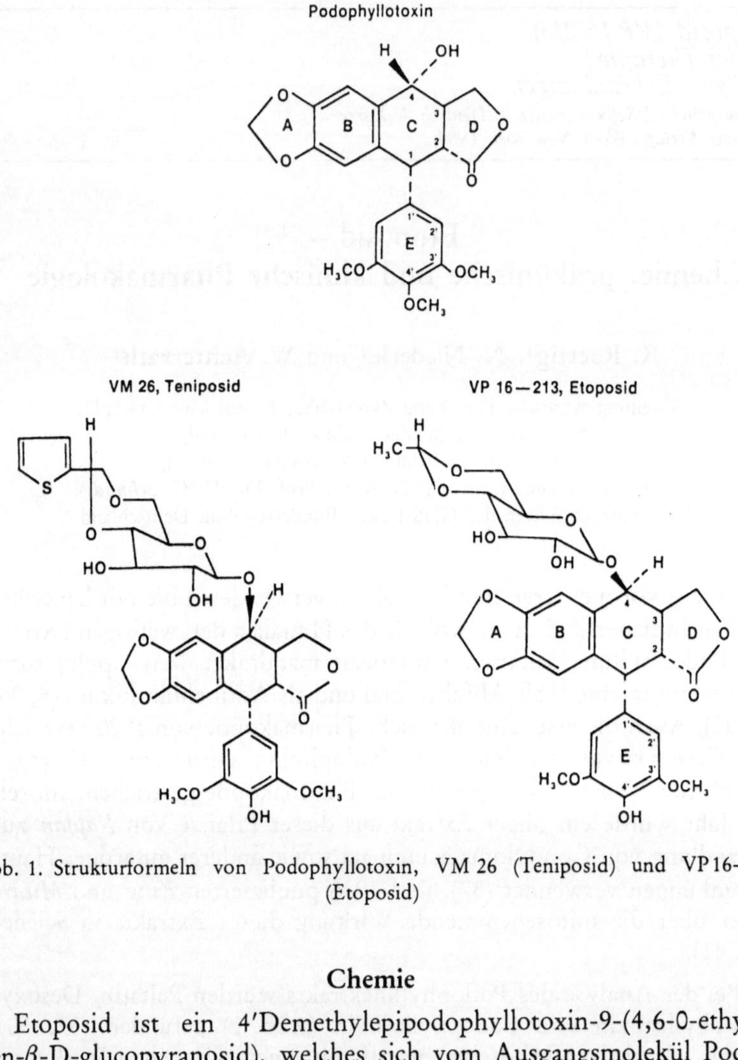

Podophyllotoxin

VM 26, Teniposid

VP 16—213, Etoposid

Abb. 1. Strukturformeln von Podophyllotoxin, VM 26 (Teniposid) und VP16-213 (Etoposid)

Chemie

Etoposid ist ein 4'Demethylepipodophyllotoxin-9-(4,6-0-ethyliden-β-D-glucopyranosid), welches sich vom Ausgangsmolekül Podophyllotoxin durch Epimerisierung am C_4-Atom des C-Ringes und Substitution einer Ethyliden-β-D-Glucopyranose sowie Demethylierung am C_4-Atom des Phenyl-(E-)Ringes unterscheidet (5, 59).

Etoposid hat die Summenformel $C_{29}H_{32}O_{13}$, sein Molekulargewicht beträgt 588,57 Dalton. Es ist wenig wasserlöslich; zur Lösung wird deshalb ein Gemisch organischer Lösungsmittel verwendet. Für die klinische Anwendung wird Etoposid in Ampullen und Kapseln mit je 100 mg Wirkstoff zur Verfügung gestellt. Das Lösungsmittelgemisch in der injektablen Form enthält 150 mg Benzylalkohol, 3250 mg Polyäthylenglykol 300, 10 mg Zitronensäure, 400 mg Polysorbat 80 und

1210 mg absoluten Äthanol. In einer Kapsel sind neben dem Wirkstoff 2 mg Zitronensäure, 1088 mg Polyäthylenglykol 400, 90 mg 85%iges Glyzerin und 70 mg Wasser enthalten.

Pharmakokinetik

Beim Rhesusaffen wurde nach intravenöser Injektion von ^{3}H-Etoposid ein biphasischer Verlauf der Radioaktivität mit einer $t_{1/2\alpha}$ von 1,3 Stunden und $t_{1/2\beta}$ von 43,1 ± 17,3 Stunden gefunden. Innerhalb von 80 Stunden werden 60% renal und 30% über die Fäzes eliminiert (60). Die Organverteilung wurde an Ratten untersucht. 30 Minuten nach der intravenösen Injektion wurden die höchsten Konzentrationen in Leber, Niere und Dünndarm analysiert. Nach 24 Stunden waren in keinem Organ mehr nennenswerte Konzentrationen nachweisbar (60).

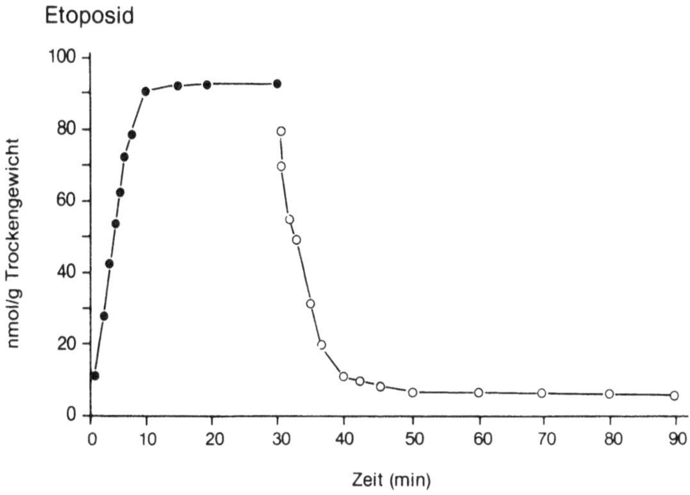

Abb. 2. Etoposid: In- und Efflux in L 1210-Zellen; Efflux bei 37 °C [*Allen* (4)]

Der Mechanismus der intrazellulären Aufnahme wurde in vitro an L 1210-Zellen analysiert (Abb. 2) (3, 4). ^{3}H-Etoposid gelangt durch passive Diffusion in die Zelle. Die Aufnahme verläuft während der ersten 5 Minuten linear; eine Sättigung wird nach 15 bis 20 Minuten erreicht. 20% der aufgenommenen Radioaktivität werden nach 60minütiger Inkubation im substanzfreien Medium intrazellulär zurückbehalten. Der Efflux ist temperaturabhängig und verläuft monoexponentiell mit einer Halbwertszeit von 3 Minuten, bis eine Plateauphase erreicht wird (4).

Die Humankinetik von Etoposid wird wahrscheinlich am besten nach einem offenen Zweikammermodell erster Ordnung beschrieben

(1, 25–28). Nach 0,5- bis 1stündiger Infusion von 100 bis 200 mg/m² Etoposid verläuft der Plasmaspiegel biphasisch mit einer schnellen Dispositionsphase ($t_{1/2\alpha}$) von 1,4 ± 0,7 Stunden (1, 17, 25–27) und einer terminalen Halbwertszeit ($t_{1/2\beta}$) von 5,7 ± 1,3 Stunden (23, 25, 27, 67). Dieselben Halbwertszeiten werden nach 1- bis 3stündiger Infusion bedeutend höherer Etoposiddosen (400 bis 1000 mg/m²/Tag) gemessen (32, 34). Nach Langzeitinfusion von Etoposid (200 mg/m² über 24 Stunden bzw. 400 mg/m² über 36 Stunden) verlängert sich $t_{1/2\beta}$ auf 10,7 bis 11,6 Stunden (48).

Etoposid wird konzentrationsabhängig zu 74 bis > 90% an Plasmaproteine gebunden (58). Sein zentrales Verteilungsvolumen beträgt 3,1 ± 0,6 l/m², die Gesamtclearance 0,42 ± 0,07 ml/Stunde^{-1} und die Plasmaclearance 21,5 ml/min/m² (26, 27). Interessanterweise werden keine Unterschiede der pharmakokinetischen Daten zwischen Patienten mit normaler und gestörter Nieren- bzw. Leberfunktion gefunden (33, 52). Auch bei einem dialysepflichtigen Patienten werden die normalen pharmakokinetischen Parameter ermittelt (73).

Neben Etoposid werden im Plasma als Metaboliten geringfügige Konzentrationen des Picro-Isomers und 4'Demethylepipodophyllinsäure-9-(4,6-0-ethyliden-β-D-glucopyranosid) gefunden (2, 26, 27, 51, 72), während das Aglycon (4'Demethylepipodophyllotoxin) als weiterer möglicher Metabolit angesehen werden darf (72).

Die Liquorspiegel weisen erhebliche individuelle Schwankungen auf. Sowohl nach Verabreichung von ^{3}H-Etoposid als auch mit Hilfe der Hochdruckflüssigkeitschromatographie wurden im Liquor Etoposidkonzentrationen gefunden, die 0,7 bis 14,3% des korrespondierenden Plasmaspiegels entsprachen (16, 17, 23–27, 32, 33, 53). Bei 2 von 6 Patienten, die Etoposid in Dosierungen zwischen 0,9 und 2,0 g/m² – über 3 Tage verteilt – erhielten, waren die Liquorspiegel ausreichend hoch, um Rückbildungen der Hirnmetastasen zu induzieren (53). Bei 3 von 5 Patienten mit Astrozytomen und bei 4 von 5 Patienten mit Hirnmetastasen, die einen Tag vor der operativen Entfernung des Tumorgewebes Etoposid in einer Dosis von 100 mg/m² intravenös erhielten, konnten im Tumor meßbare Etoposidkonzentrationen nachgewiesen werden (71).

Die 72 Stunden Urinrecovery beträgt 45%, wobei zirka 15% als Metaboliten (17), vorwiegend 4'Demethylepipodophyllinsäure-9-(4,6-0-ethyliden-β-D-glucopyranosid) ausgeschieden werden (2, 26, 27, 51). Über die Fäzes werden im gleichen Zeitraum 1,5 bis 16% eliminiert (17).

Nach Verabreichung der Kapsel beträgt die Plasmaverfügbarkeit 52 ± 8% (23). Der maximale Plasmaspiegel wird nach 0,5 bis 4 Stunden erreicht; die Halbwertszeit beträgt 4,9 ± 0,4 Stunden (23, 24). Bei einem Patienten mit negativem Xylosetest wurden keine meßbaren Plasmaspiegel gefunden (23, 24).

Wirkungsmechanismus

Pharmakodynamische und zytokinetische Untersuchungen zeigen, daß Etoposid qualitativ und quantitativ anders als sein Ausgangsmolekül Podophyllotoxin und seine Metaboliten bzw. möglichen Metaboliten (Picro-Isomer, 4'Demethylepipodophyllinsäureethylidenglucopyranosid und 4'Demethylepipodophyllotoxin) wirkt (9, 26, 27, 38, 42, 44, 46).

Das Picro-Isomer und Demethylepipodophyllinsäure-9-(4,6-0-ethyliden-β-D-glucopyranosid) zeigen bei den in vivo gefundenen Konzentrationen keine zytokinetischen und zytotoxischen Effekte (26, 27), während Podophyllotoxin und 4'Demethylepipodophyllotoxin ähnlich wie Kolchizin und Vinca-Alkaloide als Mitosehemmer wirken (9, 14, 38, 44, 46). Im Gegensatz zu diesen Stoffen zeigt Etoposid keine Interaktionen mit Tubulin (9, 38, 44, 46). Eine Arretierung der Mitose durch Störung der Polymerisation oder Depolymerisierung mikrotubulärer Proteine wird nicht beobachtet (9, 15, 42, 44, 46).

Etoposid hemmt den Nukleosidtransport in die Zelle und konzentrationsabhängig, nach einem noch nicht geklärten Mechanismus, die DNA- und RNA-Synthese (31, 44).

Als Ursachen können eine Hemmung von DNA- und/oder RNA-Polymerasen, der Nukleosidtriphosphatsynthese aus den entsprechenden Nukleosiden oder Veränderungen der DNA-Matrize angenommen werden (44).

Außerdem werden DNA-Einzelstrangbrüche und eine Synthesehemmung von Proteinen (Faktoren X, Y), die in der G_2-Phase synthetisiert und für die Mitose benötigt werden, gefunden (20, 56).

Nach Etoposid-Exposition nimmt der Mitoseindex rasch bis auf 0% ab (20, 26, 31). Konzentrationsabhängig kommt es zu einer Verlängerung bzw. irreversiblen Blockierung der G_2-Phase mit anschließendem Zelltod (7, 20, 26, 27, 42). Ungeklärt ist, ob die Verlängerung und Blockierung der G_2-Phase auf die DNA-Einzelstrangbrüche oder auf die Störung der RNA- und/oder Proteinsynthese (Faktoren X, Y) zurückzuführen ist (56).

In der Zellkultur wirkt Etoposid zellzyklusphasensensitiv zytozid (7, 20–22, 31), wobei Zellen in der S- und G_2-Phase am sensibelsten sind (20). Bei asynchron exponentiell wachsenden Zellen (T_1-Linie) wird die Zellzahl abhängig von der Expositionsdosis (51) logarithmisch reduziert, wobei die Absterbekurve einfach exponentiell verläuft (20, 22, 72). Aufgrund der vorgelegten Erkenntnisse sollte Etoposid nicht als Mitosehemmer, sondern als Interphasenhemmstoff oder prämitotischer Blocker eingestuft werden (50).

Eine Erklärung für seinen vom Podophyllotoxin differenten Wirkungsmechanismus konnte durch Struktur-Wirkungs-Analysen verschiedener Podophyllotoxinderivate mit der Protonenresonanz-Spektroskopie gefunden werden. Hierbei zeigte sich die sicherste Korrelation zwischen Struktur und Wirkung in der sterischen Anordnung des Moleküls um die Position 12 des D-Ringes, die für die Bindung von Podophyllotoxin an Tubulin von entscheidender Bedeutung zu sein scheint. Hydrophile Substituenten am C_4-Atom des C-Ringes, deren Konfiguration und Konformation zum D-Ring sowie Substituenten in der Position 12 des D-Ringes verändern das Ausgangsmolekül derart, daß Interaktionen mit Tubulin nicht mehr auftreten (9).

Präklinische Toxikologie

Die akute Toxizität von Etoposid konnte wegen Interferenz mit dem Lösungsvermittlergemisch nicht genau ermittelt werden (61) (Tab. 1).

Tabelle 1. *Akute Toxizität: LD 50 von Vepesid® in mg/kg und ml/kg; LD 50 des Lösungsvermittlergemisches in ml/kg*

	0,2%ige Etoposidlösung (mg/kg)	Etoposid-Lösungsvermittlergemisch (ml/kg)	Lösungsvermittlergemisch (ml/kg)
Maus	118 ± 9,5	5,9	6,6 ± 0,3
Ratte	68 ± 3,4	3,4	4,2 ± 0,4
Kaninchen	> 80	> 4,0	zirka 4,0

Die subakute Toxizität (4 Wochen) wurde an Ratten nach intraperitonealer und an Affen nach intravenöser Verabreichung verschiedener Etoposiddosen (intraperitoneal: 0,6; 1,8; 6,0 mg/kg/die; intravenös: 0,4; 1,2; 3,6 mg/kg/die) untersucht.

Nach der Behandlung mit den höchsten Dosen entwickelten sich erhebliche Schädigungen am hämatopoetischen und lymphatischen System (Anämie, Leukozytopenie, Thrombozytopenie) und eine Degeneration der Hepatozyten. Außerdem wurden bei der Ratte pathologische Veränderungen der Lungenstruktur und beim Rhesusaffen eine leichte Enteritis gefunden (61).

Die intrapleurale und intraperitoneale Verabreichung führte bei Ratten und Mäusen zu verzögerten toxischen Reaktionen, die sich nach einer Latenzzeit von 2 bis 3 Wochen als chronische Pleuritis bzw. Peritonitis mit Entzündungen an Leber, Milz und Lunge manifestierten (70).

Aus diesen Befunden muß abgeleitet werden, daß die intrapleurale, intraperitoneale, intrathekale und intralumbale Gabe für die klinische Anwendung kontraindiziert ist.

Nach oraler und intravenöser Applikation gleicher Dosen wurde auch nach einem Beobachtungszeitraum von 9 Wochen keine Spättoxizität gefunden (70).

Die chronische Toxizität wurde an Ratten und Hunden über 26 Wochen untersucht. Hierbei wurde Etoposid Ratten in Dosen von 0,5, 1,5 und 5 mg/kg sowie Hunden in Dosen von 0,5, 1,5 und 5 mg/kg täglich an 5 Tagen pro Woche peroral verabreicht. Nach 22 Wochen wurde die Dosis bei den Hunden, die 5 mg/kg erhalten hatten, auf 6 mg/kg erhöht, um deutlichere toxische Effekte zu erreichen (61). Nebenwirkungen am hämatopoetischen und lymphatischen System mit Anämie, Leukozyto- und Thrombozytopenie wurden bei beiden Tierspezies mit der höchsten Dosis induziert.

Während bei der Ratte keine weiteren Nebenwirkungen auftraten, wurden beim Hund nach 23 Wochen leichte Nierenfunktionsstörungen (Erhöhung des Serumkreatinins, Abnahme der Serumproteine, erhöhte renale Kaliumausscheidung) und nach 26 Wochen zusätzlich Repolarisationsstörungen im EKG, Leberfunktionsstörungen, Abnahme des Testesgewichtes, Störungen der Spermiogenese und Melanompigmentierungen am Ohrrand gefunden. Diese Veränderungen waren nach einem 4wöchigen therapiefreien Intervall weitgehend reversibel (61).

Mutagenität

Wie die meisten Zytostatika wirkt Etoposid in der Zellkultur und im Tierexperiment mutagen (35, 66). Nach intraperitonealer Verabreichung (1,5 mg/kg) an schwangere Swiss-Albino-Mäuse werden Chromosomenaberrationen in den Knochenmarkzellen der Muttertiere und im embryonalen Gewebe gefunden (65). Langzeitversuche zur Überprüfung möglicher kanzerogener Eigenschaften liegen nicht vor.

Reproduktionspharmakologie

Bei Ratten und Mäusen zeigte Etoposid embryotoxische sowie teratogene Wirkung und hemmte dosisabhängig progressiv das Wachstum der Muttertiere (61, 66).

Tabelle 2. *VP 16-213-Beeinflussung von Organsystemen (Ergebnisse im Tierversuch basieren auf der höchsten verabreichten Dosis)*

Organ	Subchronische Toxizität (4 Wo.)		Chronische Toxizität (26 Wo.)		Klinische Toxizität			
	Ratte (i.p.)	Rhesusaffe (i.v.)	Ratte (p.o.)	Hund (Beagle) (p.o.)				
Hämatopoetisches System	+	+	+	+	Dosisabhängig Reversibel: Anämie:	40%	Nadir Tag	Recovery Tag
Lymphatisches System	+	+	+	+	Thrombozytopenie:	14%	11–17	16–21
					Leukozytopenie:	40%	8–14	16–21
Herz/Gefäße	–	–	–	+ (EKG, QT-Verläng., Abflach. T-Zacke)	(+) (1 Pat. Arrhythmie, 1 Infarkt?) Blutdruckabfall bei schneller Bolusinjektion			

Respirationstrakt	+	–	–	–	–
Leber	+	+	–	+ (Transaminasen)	–
Niere	–	–	–	(+)	–
GI-Trakt	–	+	–	–	Übelkeit, Erbrechen: zirka 20%
Schleimhaut	–	–	–	–	Mukositis: 5%
Haut	–	–	–	+ (Reversible Melanom-pigmentierung)	(+)
ZNS	–	–	–	–	–
Periphere Nerven	–	–	–	–	Periphere Neuropathie: 5%
Injektionsstelle	+ (Spättox.)	–	–	–	(+)
Allergische Reaktionen					+
VP-Dosis (Subchron. Tox.): Ratte: 0,6; 1,8; 6,0 mg/die 4 Wochen Rhesusaffe: 0,4; 1,2; 3,6 mg/kg/die 4 Wochen				VP-Dosis (Chron. Tox.): Ratte: 3; 10; 30 mg/kg täglich 5 Tage/W über 26 Wochen Hund: 0,5; 1,5; 5 bis 6 mg/kg täglich 5 Tage/W über 26 Wochen	

Vergleich präklinischer und klinischer Toxikologie

Die Vorhersage dosisabhängiger, reversibler hämatologischer Nebenwirkungen und gastrointestinaler Unverträglichkeitserscheinungen aus dem Tierexperiment war für die Klinik richtig-positiv (Tab. 2).

Als falsch-positiv oder weitgehend falsch-positiv für den Menschen müssen die im Tierversuch gefundenen reversiblen EKG-Veränderungen, Leber- und/oder Nierenfunktionsstörungen sowie die Melanompigmentierungen angesehen werden. Die in der Klinik selten beobachteten peripheren Polyneuropathien traten beim Tier nicht auf. Die Prädiktion ist damit falsch-negativ.

Bei Verabreichung sehr hoher Etoposiddosen (1,5 bis 3,0 g/m²/Kurs) an Tumorpatienten tritt neben der Knochenmarksuppression die Mukositis als möglicherweise dosislimitierend in den Vordergrund (54, 75). Diese Nebenwirkung wurde im Tierversuch nicht beobachtet, die Prädiktion war in diesem Fall falsch-negativ.

Die Analyse der Organtoxizität bei Tier und Mensch zeigt weitgehende Übereinstimmung mit den Untersuchungen von *Schein*, in denen retrospektiv die toxischen Effekte antineoplastisch wirksamer Substanzen bei mehreren Tierspezies und beim Menschen verglichen wurden (76).

Hiernach können aus dem Tierexperiment Nebenwirkungen am hämatopoetischen System, Magen-Darm-Trakt, an Leber und Niere mit relativ großer Sicherheit für den Menschen vorausgesagt werden, wobei sich allerdings bei den häufig verwendeten Tierarten (Affe und Hund) eine Tendenz zu einer zu weitgehenden Prädiktion ergab (76). Die Vorhersage toxischer Reaktionen am zentralen und peripheren Nervensystem, Myokard und an der Haut sind dagegen aufgrund tierexperimenteller Untersuchungen nur bedingt möglich (76).

Aktivität im Tiermodell

Im Tiermodell (Maus und Ratte) war Etoposid gegen die in Tab. 3 mit + Zeichen versehenen Tumoren wirksam. Bei den zum Screening-Programm des NCI gehörenden Lewis-lung-Karzinom und den Xenografttumoren MX 1, LX 1, CX 1 wurde es bisher nicht geprüft (77). Getestet wurde Etoposid bei den Xenografttumoren Magen STX 97, STX 145, STX 180 und beim Melanom Jal (50, 51). Hierbei war nur das Magenkarzinom STX 97 sensibel (59, 60).

Bei der L1210 fand sich eine deutliche Abhängigkeit der antineoplastischen Aktivität von Dosis und Applikationszeitplan (Tab. 4). Die Verabreichung einer Gesamtdosis von 60 mg/kg, fraktioniert auf Einzelgaben von 3,75 mg/kg in 3stündlichen Intervallen an den Tagen 1 und 5 eines Behandlungskurses, erbrachte eine Heilungsrate von 100%.

Tabelle 3. *Aktivität von VP16-213 (NSC 141540) gegen Transplantationstumoren*

Tumor	Implantations-stelle	Aktivität	Referenz
Leukämien			
L 1210	i.p.	+++	18, 57, 68, 76
P 388	i.p.	++	10, 11, 76
P 1534	s.c.	++	68
P 815-Mastozytom	s.c.	++	68
FF/UN Myeloische	i.v.	++	55
Solide Tumoren			
B 16-Melanom	i.p.	++	76
Lewis-lung	i.v.	NT	76
Sarkom 37	s.c.	+	68
Sarkom 180	s.c.	+	68
Ridgway-Osteosarkom	s.c.	+	62
Ehrlich-Aszites	i.p.	++	65
Mammakarzinom 16C	s.c.	+	13
Mammakarzinom CD8F1	s.c.	++	76
Kolon 26	i.p.	++	76
Kolon 38	s.c.	+	76
Walkerkarzinosarkom	s.c.	+	68
(Ratte) oder	i.m.	+	68
Human Xenograft			
Mammaryxenograft MX-1	s.c.	NT	76
Lungenxenograft LX-1	s.c.	NT	76
Kolonxenograft CX-1	s.c.	NT	76
Magenxenograft STX 97	s.c.	+	29
Magenxenograft STX 180	s.c.	–	29
Magenxenograft STX 145	s.c.	–	29
Melanom JaI	s.c.	–	49

+++ = kurativ bei Frühbehandlung, Remission bei fortgeschrittenem Tumor;
++ = > 90% Wachstumshemmung oder > 75% Verlängerung der Lebenszeit;
\+ = > 58% Tumorhemmung;
± = marginale Wirksamkeit (25 bis 40% Verlängerung der Lebenszeit);
– = inaktiv;
NT = not tested.

Die gleiche Gesamtdosis, aufgeteilt auf Injektionen von jeweils 30 mg/kg an den Tagen 1 und 5, führte noch zu 58% Heilungen, während bei der einmaligen Gabe der gleichen Gesamtdosis nur 13% Heilungen erreicht wurden (18).

Tabelle 4. *Heilungsraten mit VP16-213 bei der L1210 in Abhängigkeit vom Behandlungsregime*

VP16-213 Behandlungs-regime	Heilungen	VP16-213 Gesamt-dosis	Verlängerung der Überlebenszeit gegenüber Kontrolltieren in % (ILS)
3,75 mg/kg/3-Stdn.-Intervalle über 24 Std., Tag 1+5	16/16 (100%)	60 mg/kg	> 650%
30 mg/kg Tag 1+5	14/24 (58%)	60 mg/kg	> 650%
15 mg/kg Tag 1, 3, 5, 7	3/16 (19%)	60 mg/kg	263%
60 mg/kg/Tag 1	3/24 (13%)	60 mg/kg	75%
7,5 mg/kg 3-Stdn.-Intervalle über 24 Std.	0/16 (0%)	60 mg/kg	0%

Kreuzresistenz

Untersuchungen zur Kreuzresistenz von Etoposid und anderen Zytostatika wurden an Ehrlich-Aszites-Zellen durchgeführt (64). Während in Daunomycin-resistenten Zellen Etoposid weitgehend wirkungslos war, behielten Cis-Platin-resistente Zellen ihre volle Sensibilität gegenüber Etoposid. In Etoposid-resistenten Zellen zeigten weder Daunomycin noch Vindesin signifikante Aktivität, dagegen wirkte Cis-Platin bei 4 von 10 Tieren kurativ.

Kombinationstherapie

Im Tiermodell zeigte VP 16-213 mit Cis-Platin bei unteradditiver Toxizität für den Wirt (63) synergistische Wirkung gegen die Leukämie L1210 (10, 11), P 388 (5, 10, 11), das B16-Melanom (47) und chemisch (FANFT) induzierte Blasenkarzinome (68) (Tab. 5).

Darüber hinaus wirkte es synergistisch mit Cyclophosphamid, BCNU und Cytosinarabinosid bei der Leukämie L1210 (19, 57) und mit Vincristin bei der Leukämie P 388, wenn es 96 Stunden nach Vincristin verabreicht wurde. Bei kürzeren Applikationsintervallen (4 bzw. 24 Stunden) wurde nur erhöhte Toxizität beobachtet (12).

Beim TLX-Lymphom wirkte VP16 auch mit dem DNA-Repair-Hemmer Chlorchinidin synergistisch. Die Ursache ist wahrscheinlich eine Hemmung von Reparaturmechanismen an den durch VP16 induzierten Einzelstrangbrüchen (6).

Tabelle 5. *VP16-213 in Kombination mit anderen antineoplastisch wirksamen Substanzen*

Kombination	Tumorsystem	Kommentar
VP 16 + Cis-Platin	L 1210	synergistisch
VP 16 + Cis-Platin	P 388	synergistisch
VP 16 + Cis-Platin	B 16-Melanom	synergistisch
VP 16 + Cis-Platin	Primär FANFT induziertes Blasen-karzinom	synergistisch (signifikante Reduktion der Häufigkeit des Blasentumors und des mittleren Blasen-gewichts P = 0,05)
VP 16 + Vincristin	P 388	synergistisch bei entsprechendem Timing (VP 16 96 Std. nach VCR)
VP 16 + Cyclophosphamid	L 1210	synergistisch
VP 16 + BCNU	L 1210	synergistisch
VP 16 + Cytosinarabinosid	L 1210	synergistisch

Zusammenfassung

VP16-213 ist nach seiner Aktivität bei Experimentaltumoren ein potentes Zytostatikum, das bei mehrmaliger fraktionierter Gabe wirksamer als bei einmaliger Verabreichung zu sein scheint. Es hat einen von Mitosehemmern wie Kolchizin und Vinca-Alkaloiden differenten Wirkungsmechanismus.

Der mit vielen Substanzen nachgewiesene therapeutische Synergismus läßt eine erhebliche Ausweitung des Indikationsbereiches für VP16-213 in der Polychemotherapie erwarten.

Literatur

1. *Allen, L. M., Creaven, P. J.:* Comparison of the human pharmacokinetics of VM 26 and VP16, two antineoplastic epipodophyllotoxin glucopyranoside derivatives. Eur. J. Cancer *11*, 697–707 (1975).
2. *Allen, L. M., Marcks, C., Creaven, P. J.:* 4'Demethyl-epipodophyllic acid-9-(4,6-ethylidene-β-D-glucopyranoside), the major urinary metabolite of VP16-213 in man. Proc. Am. Ass. Cancer Res. & Am. Soc. clin. Oncol. *17*, 6 (1976).
3. *Allen, L. M., Shirley, M.:* Mechanism of cellular transport of two epipodophyllotoxin glucopyranoside derivatives, VM 26 (VM) and VP16 (VP). Proc. Am. Ass. Cancer Res. & Am. Soc. clin. Oncol. *18*, 22 (1977).
4. *Allen, L. M.:* Comparison of uptake and binding of two epipodophyllotoxinglucopyranosides, 4'-demethyl epipodophyllotoxin thenylidene-β-D-glucoside and 4'-demethyl epipodophyllotoxin ethylidene-β-D-glucoside, in the L1210 leukemia cell. Cancer Res. *38*, 2549–2554 (1978).

5. *Arnold, A. M.:* Podophyllotoxin derivate VP 16-213. Cancer Chemother. Pharmacol. *3,* 71–80 (1979).
6. *Arnold, A. M., Whitehouse, J. M. A.:* Interaction of VP 16-213 with the DNA Repair Antagonist Chloroquine. Cancer Chemother. Pharmacol. *7,* 123–126 (1982).
7. *Barlogie, B., Drewinko, B.:* Cell cycle stage-dependent induction of G_2-phase arrest by different antitumor agents. Eur. J. Cancer *14,* 741–745 (1978).
8. *Bentley, R.:* New American remedies. 1: Podophyllum peltatum. Pharm. J. Trans. *8,* 456–464 (1961).
9. *Brewer, C. F., Loike, J. D., Horwitz, J. B., Sternlicht, H., Gensler, W. J.:* Conformational analysis of podophyllotoxin and its congeners. Structure-activity relationship in microtubule assembly. J. Med. Chem. *22,* 215–221 (1979).
10. *Burchenal, J. H., Kalaher, K., Lokys, L., Gale, G.:* Studies of cross-resistance, synergistic combinations and blocking of activity of platinum derivatives. Biochimie *60,* 961–965 (1978).
11. *Burchenal, J. H., Lokys, L., Turkevich, J., Gale, G.:* Rationale of combination chemotherapy. In: Cisplatin – Current Status and New Developments (*Prestayko, A. W., Crooke, S. T., Carter, S. K.,* Hrsg.), S. 113. New York-London-Toronto-Sydney-San Francisco: Academic Press. 1980.
12. *Chiuten, D. F., Wodinsky, I., Abraham, D.:* Influence of treatment schedule on the toxicity and antitumor activity of mitotic inhibitors and semisynthetic podophyllotoxin derivatives. Proc. Am. Ass. Cancer Res. & Am. Soc. clin. Oncol. *20,* 402 (1979).
13. *Corbett, T. H., Griswold, D. P., Roberts, B. J., Peckham, J. C., Schabel, F. M.:* Biology and therapeutic response of a mouse mammary adenocarcinoma (16 C) and its potential as a model for surgical adjuvant chemotherapy. Cancer Treat. Rep. *62,* 1471–1488 (1978).
14. *Creasy, W. A.:* Vincaalkaloids and colchinine. In: Antineoplastic and Immunsuppressive Agents II (*Sartorelli, A. C., Johns, D. G.,* Hrsg.), S. 670. Berlin-Heidelberg-New York: Springer. 1975.
15. *Creasy, W. A.:* The vincaalkaloids. In: Mechanism of Action of Antieukaryotic and Antiviral Compounds (*Hann, F. E.,* Hrsg.), S. 414. Berlin-Heidelberg-New York: Springer. 1979.
16. *Creaven, P. J.:* The clinical pharmacology of VM 26 and VP 16-213. A brief overview. Cancer Chemother. Pharmacol. *7,* 133–140 (1982).
17. *Creaven, P. J., Allen, L. M.:* EPEG, a new antineoplastic epipodophyllotoxin. Clin. Pharm. Therap. *18,* 221–256 (1975).
18. *Dombernowsky, P., Nissen, N. I.:* Schedule dependency of the antileukemia activity of the podophyllotoxin-derivative VP 16-213 (NSC 141540) in L 1210 leukemia. Acta path. microbiol. scand. *A 81,* 715–724 (1973).
19. *Dombernowsky, P., Nissen, N. I.:* Combination chemotherapy with 4′-demethylepipodophyllotoxin 9-(4,6-0-ethylidene-β-D-glucopyranoside),

VP 16-213 (NSC 141540) in L 1210 leukemia. Eur. J. Cancer *12,* 181–188 (1976).

20. *Drewinko, B., Barlogie, B.:* Survival and cycle-progression delay of human lymphoma cells in vitro exposed to VP 16-213. Cancer Treat. Rep. *60,* 1295–1306 (1976).
21. *Drewinko, B., Barlogie, B.:* Differences in the killing efficacy of antitumor drugs on proliferating (P) and nonproliferating (NP) human cells. Proc. Am. Ass. Cancer Res. & Am. Soc. clin. Oncol. *21,* 285 (1980).
22. *Drewinko, B.:* Cellular pharmacology. In: Cancer and Chemotherapy; Introduction to Neoplasia and Antineoplastic Chemotherapy (*Crooke, S. T., Prestayko, A. W.,* Hrsg.), Vol. 1, S. 95. New York-London-Toronto-Sydney-San Francisco: Academic Press. 1980.
23. *D'Incalci, M., Farina, P., Sessa, C., Molina, P., Mangioni, C., Jancovich, M., Masera, G., Beer, M., Cavalli, F.:* Pharmakokinetic of VP 16 in humans. Chemioterapia *1,* 126–129 (1982).
24. *D'Incalci, M., Farina, P., Fasoli, M., Marsoni, S.:* VP 16 plasma levels after i.v. and two methods of oral administration to choriocarcinoma patients. Proc. Am. Ass. Cancer Res. & Am. Soc. clin. Oncol. *22,* 357 (1981).
25. *D'Incalci, M., Farina, P., Sessa, C., Mangioni, C., Conter, V., Masera, G., Rocchetti, M., Brambilla Pisoni, M., Piazza, E., Beer, M., Cavalli, F.:* Pharmacokinetics of VP 16-213 given by different administration methods. Cancer Chemother. Pharmacol. *7,* 141–145 (1982).
26. *Evans, W. E., Sinkule, J. A., Crom, W. R., Dow, L., Look, T., Horvath, A., Rivera, G.:* Pharmacokinetics of Etoposide (VP 16) in children with leukemia. Chemioterapia *1,* 122–125 (1982).
27. *Evans, W. E., Sinkule, J. A., Horvath, A., Crom, W. R., Dow, L. W., Rivera, G.:* Clinical pharmacology of VM 26 (NSC 122819) and VP 16 (NSC 141540) in children with cancer. Proc. Am. Ass. Cancer Res. & Am. Soc. Clin. Oncol. *22,* 174 (1981).
28. *Farina, P., Marzillo, G., D'Incalci, M.:* High-performance liquid chromatography determination of 4'-demethylepipodophyllotoxin-9-(4,6-0-ethylidene-β-D-glucopyranoside) (VP 16-213) in human plasma. J. Chrom. *222,* 141–145 (1981).
29. *Fiebig, H. J., Löhr, G. W.:* Transplantation of human stomach cancers in nude mice and their responsiveness to chemotherapy. Proc. Am. Ass. Cancer Res. & Am. Soc. clin. Oncol. *22,* 266 (1980).
30. *Grieder, A., Maurer, R., Stähelin, H.:* Effect of an epipodophyllotoxin derivate (VP 16-213) on macromolecular synthesis and mitosis in mastocytoma cells in vitro. Cancer Res. *34,* 1788–1793 (1974).
31. *Grieder, A., Maurer, R., Stähelin, H.:* Comparative study of early effects of epipodophyllotoxin-derivatives and other cytostatic agents on mastocytoma cultures. Cancer Res. *37,* 2998–3005 (1977).
32. *Hande, K. R., McKay, C. M., Wedlund, P. J., Noone, R. M., Shea, W. K., Fer, M. F., Greco, F. A., Wolff, S. N.:* Clinical pharmacology of high dose VP 16-213. Proc. Am. Ass. Cancer Res. *23,* 131, AACR Abstr. 513 (1982).

33. *Ho, D. H. W., Kanellopoulos, K. A., Yap, H. Y., Casimir, M., Savaraj, N., Issell, B., Benjamin, R. S., Bodey, G. P.:* Clinical pharmacology of Etoposide by radioimmunoassay. Proc. Am. Ass. Cancer Res. *24,* 131, AACR Abstr. 519 (1983).
34. *Holthuis, J. J. M., Postmus, P. E., Sleijfer, D. Th., Mulder, N. H., Verleun, H., van Oort, W. J.:* Pharmacokinetics of Etoposide (VP16-213) after high dose intravenous administration. 2nd Eur. Conf. Clin. Oncol., Amsterdam, 2. bis 5. November 1983, S. 13, Abstr. 02-19.
35. *Huang, C. C., Hou, Y., Wang, J. J.:* Effects of a new antitumor agent, epipodophyllotoxin, on growth and chromosomes in human hematopoetic cell lines. Cancer Res. *33,* 3123–3129 (1973).
36. *Issell, B. F., Crooke, S. T.:* Etoposide (VP16-213). Cancer Treat. Rev. *6,* 107–124 (1979).
37. *Kaplan, I. W.:* Condyloma acuminata. New Orleans Med. Surg. J. *94,* 388–390 (1942).
38. *Kelleher, J. K.:* Correlation of tubulin-binding and antitumor activities of podophyllotoxin analogs. Cancer Treat. Rep. *62,* 1443–1447 (1978).
39. *Keller-Juslen, C., Kuhn, M., v. Wartburg, A., Stähelin, H.:* Synthesis and antimitotic activity of glycosidic lignan derivatives related to podophyllotoxin. J. Med. Chem. *14,* 936–940 (1971).
40. *Kelly, M. G., Hartwell, J. L.:* The biological effects and the chemical composition of podophyllin. A review. J. Nat. Cancer Inst. *14,* 946–1010 (1954).
41. *King, L., Sullivan, M.:* Similarity of effects of podophyllin and colchicine and news in treatment of condyloma acuminata. Science *104,* 244–245 (1946).
42. *Krishan, A., Paika, K., Frei, E.:* Cytofluorometric studies on the action of podophyllotoxin and epipodophyllotoxins (VM 26, VP16-213) on the cell cycle traverse of human lymphoblasts. J. Cell. Biol. *66,* 521–530 (1975).
43. *Kühl, M., Sauer, H., Wilmanns, W.:* Inhibition of deoxyuridine (dUR) uptake by Etoposide (VP16-213) into human lymphoblasts: Investigation on the mode of action. 13th Intern. Congr. Chemother., Wien, 18. August bis 2. September 1983, Teil 262, S. 37–40.
44. *Loike, J. D., Horwitz, S. B.:* Effects of podophyllotoxin and VP16-213 on microtubule assembly in vitro and nucleoside transport in Hela cells. Biochem. *15,* 5435–5442 (1976).
45. *Loike, J. D., Horwitz, S. B.:* Effect of VP16-213 on the intracellular degradation of DNA in Hela cells. Biochem. *15,* 5443–5448 (1976).
46. *Loike, J. D., Brewer, C. F., Sternlicht, H., Gensler, W. J., Horwitz, S. B.:* Structure-activity study of the inhibition of microtubule assembly in vitro by podophyllotoxin and its congeners. Cancer Res. *38,* 2688–2693 (1978).
47. *Mabel, J. A., Little, A. D.:* Therapeutic synergism in murine tumors for combinations of cis-dichlorodiammineplatinum with VP16-213 or BCNU. Proc. Am. Ass. Cancer Res. Am. Soc. clin. Oncol. *20,* 230 (1979).

48. *Miller, A. A., Schmidt, C. G.:* Clinical pharmacology of Etoposide (VP16) administered as continuous intravenous infusion. 2nd Eur. Conf. Clin. Oncol., Amsterdam, 2. bis 5. November 1983, S. 10, Abstr. 02-02.
49. *Osieka, R.:* Persönliche Mitteilung. 1981.
50. *Osswald, H.:* Antineoplastische Chemotherapeutika. In: Maligne Tumoren (*Schmähl, D.*, Hrsg.), S. 396. Aulendorf: Editio Cantor. 1981.
51. *Pelsor, F. R., Allen, L. M., Creaven, P. J.:* Multicompartment pharmacokinetic model of 4'-demethylepipodophyllotoxin-9-(4,6-0-ethylidene-β-D-glucopyranoside) in humans. J. pharm. Sci. *67,* 1106–1108 (1978).
52. *Pflüger, K.-H., Jungclas, H., Danigel, H., Schmidt, L., Dellbrügge, J., Havemann, K.:* Pharmacokinetics of Etoposide determined by combined liquid chromatography/mass spectrometry. 2nd Eur. Conf. Clin. Oncol., Amsterdam, 2. bis 5. November 1983, S. 15, Abstr. 02-25.
53. *Postmus, P. E., Holthuis, J. J. M., Haaxma-Reiche, H., Mulder, N. H., Vencken, L. M., van Oort, W. J., Sleijfer, D. Th., Sluiter, H. J.:* High dose VP16-213 for progressive CNS metastases of small cell lung cancer. 13th Intern. Congr. Chemother., Wien, 28. August bis 2. September 1983, Teil 281, S. 9–11.
54. *Postmus, P. E., Mulder, N. H., Sleijfer, D. Th., Meinesz, A. F., Vriesendorp, R., de Vries, E. G. E., Willemse, P. H. B.:* High dose VP16-213 (HD-VP) for refractory malignancies, a phase I study. 2nd Eur. Conf. Clin. Oncol., Amsterdam, 2. bis 5. November 1983, S. 62, Abstr. 06-12.
55. *Preisler, H., Björnsson, S.:* Chemotherapeutic sensitivity of murine myeloid leukemia. In: Advances in Comparative Leukemia Research 1977. Proceedings of the VIII. Intern. Symp. on Comparative Research on Leukemia and Related Diseases, New York, 22. bis 26. August 1977, S. 428–430. Elsevier/North-Holland, Biomedical Press. 1977.
56. *Rao, P. N.:* G_2 arrest induced by anticancer drugs. In: Effects of Drugs on the Cell Nucleolus (*Busch, H., Crooke, S. T., Daskal, Y.*, Hrsg.), S. 475. New York-London-Toronto-Sydney-San Francisco: Academic Press. 1979.
57. *Rivera, G., Avery, T., Roberts, D. W.:* Response of L1210 to combinations of cytosine arabinoside and VM 26 or VP16-213. Eur. J. Cancer *11,* 639–647 (1975).
58. *Sandoz Pharma:* Zusammenfassung VP16-213. Pharmakokinetik (1976).
59. *Sandoz Pharma:* VP16-213 Chemie, Pharmakologie. Zusammenfassung (1979).
60. *Sandoz Pharma:* Etoposid – Animal Pharmacology and Pharmacokinetics. Zusammenfassung (1979).
61. *Sandoz Pharma:* VP16-213 Zusammenfassung, präklinische Pharmakologie (1979).
62. *Schabel, F. M., Griswold, D. P., Corbett, T. H., Laster, W. R., Mayo, J. G., Lloyd, H. H.:* Testing therapeutic hypotheses in mice and man: observations on the therapeutic activity against advanced solid tumors of mice treated with anticancer drugs that have demonstrated or potential clinical utility of treatment of advanced solid tumors of man. In: Methods in Cancer Research XVII: Cancer Drug Development (*DeVita, V. D., Busch,*

H., Hrsg.), Teil B, S. 3. New York-San Francisco-London: Academic Press. 1979.

63. *Schabel, F. M., Trader, M. W., Laster, W. R., Corbett, T. H., Griswold, D. P.:* Cis-diaminedichloroplatinum (II): combination chemotherapy and cross-resistance studies with tumors of mice. Cancer Treat. Rep. *63*, 1459–1473 (1979).
64. *Seeber, S., Osieka, R., Schmidt, C. G., Achterrath, W., Crooke, S. T.:* In vivo resistance towards anthracyclines, Etoposide, and cis-diamminedichloroplatinum (II). Cancer Res. *42*, 4719–4725 (1982).
65. *Sieber, S. M., Mead, J. A. R., Adamson, R. H.:* Pharmacology of antitumor agents from higher plants. Cancer Treat. Rep. *60*, 1127–1139 (1976).
66. *Sieber, S. M., Whang-Peng, J., Botkin, C., Knutsen, T.:* Teratogenic and cytogenetic effects of some plant-derived antitumor agents (Vincristine, colchicine, maytansine, VP16-213 and VM 26) in mice. Teratology *18*, 31–48 (1978).
67. *Snodgrass, W., Walker, L., Heideman, R., Odom, L. F., Hays, T., Tubergen, D. G.:* Kinetics of VP16 epipodophyllotoxin in children with cancer. Proc. Am. Ass. Cancer Res. & Am. Soc. clin. Oncol. *21*, 333 (1980).
68. *Soloway, M. S., Masters, S. B., Murphy, W. M.:* Cisplatin analogs and combination chemotherapy in the therapy of murine bladder cancer. In: Cisplatin – Current Status and New Developments (*Prestayko, A. W., Crooke, S. T., Carter, S. K.*, Hrsg.), S. 345. New York-London-Toronto-Sydney-San Francisco: Academic Press. 1980.
69. *Stähelin, H.:* Activity of a new glucoside lignan derivative (VP16-213) related to podophyllotoxin in experimental tumors. Eur. J. Cancer *9*, 215–221 (1973).
70. *Stähelin, H.:* Delayed toxicity of epipodophyllotoxin derivatives (VM 26 and VP16-213), due to a local effect. Eur. J. Cancer *12*, 925–931 (1976).
71. *Stewart, D. J., Richard, M., Hugenholtz, H., Dennery, J.:* VP-16 (VP) and VM 26 (VM) Penetration into Human Brain Tumors (BT). Proc. Am. Ass. Cancer Res. *24*, 133, AACR Abstr. 527 (1983).
72. *Strife, R. J., Jardine, I.:* Analysis of the anticancer drugs VP16-213 and VM 26 and their metabolites by high-performance liquid chromatography. J. Chrom. *182*, 211–220 (1980).
73. *Van de Vyver, F. L., Holthuis, J. J. M., Bekaert, A. B., Verleun, H., Becquart, D., De Broe, M. E., Van Oort, W. J.:* Pharmacokinetic evaluation of increasing dosages of Etoposide (VP16-213) in a Chronic Hemodialysis Patient. 2nd Eur. Conf. Clin. Oncol., Amsterdam, 2. bis 5. November 1983, S. 14, Abstr. 02-24.
74. *Wheeler, K. T., Williams, T. N., Sheppard, S. L., Levin, V. A., Kabra, P. M.:* Factors influencing the survival of rat brain tumor cells after in vitro treatment with 1,3-Bis(2-chloroethyl-)1-nitrosourea. Cancer Res. *35*, 1464–1469 (1975).
75. *Wolff, S. N., Fer, M. F., McKay, C., Hainsworth, J., Hande, K. R., Greco, F. A.:* High-dose VP16 and autologous bone marrow trans-

plantation (ABMTX) for advanced malignancies – a phase I study. Proc. Am. Ass. Cancer Res. *23*, 134, AACR Abstr. 526 (1982).

76. *Wolley, P. V., Schein, P. S.:* Clinical pharmacology and phase I trial design. In: Methods in Cancer Research XVII: Cancer Drug Development (*DeVita, V. D., Busch, H.*, Hrsg.), Teil B, S. 177. New York-San Francisco-London: Academic Press. 1979.
77. *Wolpert-De Filippes, M. K.:* Antitumor activity of cis-dichlorodiammineplatinum (II). Cancer Treat. Rep. *63*, 1453–1458 (1979).

Etoposid (VP 16-213)
in der Therapie
maligner Erkrankungen
Herausgeber: J. Schwarzmeier E. Deutsch K. Karrer
Springer-Verlag Wien New York 1984

Diskussion

Teilnehmer: *Gadner, Lutz, Raettig, Schmalzl, Schwarzmeier, Willemze*

Zum Synergismus des Etoposid mit Vincristin bei der Leukämie P 388, wenn Etoposid 96 Stunden nach Vincristin verabreicht wurde, wird die Frage gestellt, ob sich dieser zeitliche Abstand an der Kinetik des Etoposid orientiert oder ob er empirisch gefunden wurde. Es handelt sich dabei um einen empirisch gefundenen Wert. Wurde Etoposid 24 Stunden nach Vincristin gegeben, zeigte sich keine additive oder synergistische Wirkung, aber eine additive Toxizität. Für Applikationsintervalle zwischen 24 und 96 Stunden kann keine Aussage gemacht werden, da entsprechende Untersuchungen fehlen. Ein Zeitintervall über 96 Stunden – das ist untersucht worden – bringt wieder eine Verschlechterung der Relation Wirkung–Toxizität.

Eine weitere Frage bezieht sich auf die Resorption der oralen Applikationsformen von Etoposid. Dazu wird ausgeführt, daß die orale Resorption bei den Trinkampullen zirka 80% beträgt und bei den Kapseln zirka 50%. Die Trinkampullen haben aber einen sehr üblen Geschmack und werden deshalb von den Patienten abgelehnt. Die Trinkampullen sind weder in Österreich noch in der Schweiz oder in der Bundesrepublik Deutschland erhältlich.

Im folgenden wird die Frage gestellt, warum die intrapleurale, intraperitoneale und intrathekale Gabe von Etoposid als kontraindiziert angegeben wird. Es wird dies mit den Ergebnissen der Experimente an Ratten und Mäusen begründet; das heißt aber nicht, daß diese Ergebnisse unbedingt auch auf den Menschen übertragbar sein müssen. Tatsächlich gibt es aus dem letzten Jahr 2 Arbeiten, wo das Etoposid bei Patientinnen mit Mammakarzinom intraperitoneal gegeben wurde. Sollten in Zukunft genügend weitere positive Daten über diese Applikationsweise – vor allem bezüglich Verträglichkeit und Lokalreaktionen – vorliegen, könnte hier eine Änderung der Empfehlung eintreten.

Eine Frage zur klinischen Toxizität geht dahin, ob es besondere Empfehlungen zu einer eventuellen Dosisreduktion bei Patienten mit erniedrigter Kreatininclearance oder mit eingeschränkter Leberfunktion gibt. Dazu wird ausgeführt, daß es keine verbindlichen Richtlinien für eine exakte Dosisreduktion bei Einschränkung der Nierenfunktion gibt. Erfahrungen liegen aus der Kombinationsbehandlung mit Etoposid + Cis-Platin vor; Cis-Platin kann vorübergehend zu einer Beeinträchtigung der Nierenfunktion führen und damit möglicherweise auch die Elimination von Etoposid verlangsamen. Tatsächlich trägt das Cis-Platin auch in Dosen, die nicht oder nur wenig myelosuppressiv wirken, zur Myelosuppression durch Etoposid bei. Ob dieser Effekt tatsächlich auf eine verlangsamte Elimination des Etoposid zurückgeht, ist nicht untersucht worden; es könnte auch ein synergistischer Effekt beider Substanzen auf das Knochenmark sein. Auf jeden Fall ist bei Patienten mit eingeschränkter Nierenfunktion eine besonders genaue Überwachung nötig. Bei Patienten mit verminderter Leberfunktion wird keine besondere Notwendigkeit zu einer Dosisreduktion gesehen, da die Leber zur Elimination des Etoposid nicht viel beiträgt und auch die Metabolisierung – die beim Menschen wahrscheinlich so wie beim Versuchstier in der Leber erfolgt – nur eine geringe Rolle spielt.

Etoposid (VP 16-213)
in der Therapie
maligner Erkrankungen
Herausgeber: J. Schwarzmeier E. Deutsch K. Karrer
Springer-Verlag Wien New York 1984

In vitro-Sensitivitätstestung leukämischer Zellen gegenüber Etoposid und anderen zytostatischen Substanzen*

J. D. Schwarzmeier, W. Graninger[1], B. Schneeweiß, E. Paietta und F. Prischl

I. Medizinische Universitätsklinik, Wien (Vorstand: Prof. Dr. Dr. h. c. *E. Deutsch*)
[1]Klinik für Chemotherapie (Vorstand: Prof. Dr. *K. Spitzy*) der Universität Wien

Bisherige klinische Erfahrungen mit Etoposid haben gezeigt, daß so verschiedenartige Neoplasien wie Bronchialkarzinome, Hodenkarzinome, Non-Hodgkin-Lymphome oder monozytäre Leukämien bemerkenswert gut, andere Tumorarten aber deutlich weniger auf dieses Podophyllotoxinderivat ansprechen (2, 8, 9, 24). Die Ursachen dieses unterschiedlichen Verhaltens sind einerseits im Wirkungsmechanismus des Präparates, andererseits in spezifischen Eigenschaften der jeweiligen Tumorzellpopulationen zu suchen. Als Interphasenhemmstoff greift Etoposid in die RNS- und DNS- sowie die prämitotische Proteinsynthese ein (1, 3, 7) und beeinflußt besonders jene Zellen, in denen diese Syntheseprozesse ablaufen. Daneben hängt seine Wirksamkeit unter anderem von der Permeabilität der Tumorzellmembranen, der Metabolisierung innerhalb der Zellen und den Interaktionen mit energieabhängigen Stoffwechselprozessen ab. – Für den gezielten klinischen Einsatz des Präparates wäre daher eine genauere Kenntnis der genannten Faktoren nötig. Da dies im Einzelfall praktisch unmöglich ist, muß sich die Gabe des Präparates fast ausschließlich nach klinischen Erfahrungswerten richten. Um dennoch, über das empirische Wissen hinaus, den Einsatz steuern und die klinische Wirkung vorhersagen zu können, haben wir den Effekt von Etoposid in einem In-vitro-Testsystem untersucht. Dieses beruht auf der Inkorporation radioaktiv markierter RNS- und DNS-Präkursoren sowie der Messung der intrazellulären ATP-Konzentration unter dem Einfluß zytostatisch wirksamer Substanzen (19,

* Mit Unterstützung des Fonds zur Förderung der wissenschaftlichen Forschung in Österreich, Projekt Nr. 4782.

20, 25). Der Vorteil dieses prätherapeutischen Tests liegt in einem relativ geringen technischen Aufwand und der raschen Verfügbarkeit der Resultate.

Methodik

Untersuchungen an etablierten humanen Zellinien: Zur Testung gelangten HL-60 (menschliche Promyelozytenleukämie), Raji (Burkitt-Lymphom), Daudi (Burkitt-Lymphom), Reh-6 (Common ALL). Die Zellkulturen wurden vom Institut für Immunologie der Universität Wien (Abteilung Prof. Dr. *Knapp*) bereitgestellt, wofür herzlich gedankt werden soll.

Untersuchungen von akuten Leukämien: Die leukämischen Zellen wurden aus dem peripheren Blut isoliert (Gradientenzentrifugation mit Ficoll-Hypaque nach Bøyum). Bei einer Reihe von Patienten wurden zusätzlich leukämische Blasten des Knochenmarks getestet. Da sich die

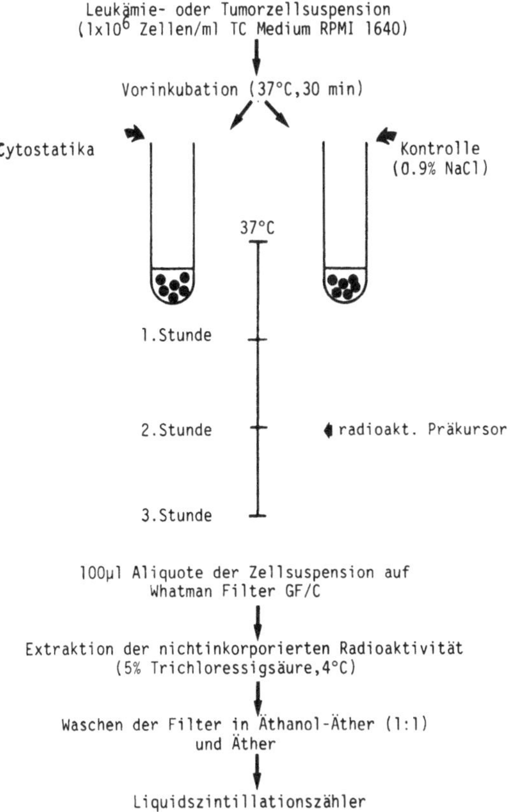

Abb. 1. Schematische Darstellung der in vitro-Methode zur Zytostatikasensitivitätsmessung leukämischer Zellen

Ergebnisse von denen des peripheren Blutes kaum unterschieden, wurden sämtliche Resultate auf periphere Leukämiezellen bezogen.

Die Messung der Chemosensitivität erfolgte durch Inkubation der Zellen mit Zytostatika und markierten Nukleinsäurepräkursoren (19, 20). Das Verfahren ist in Abb. 1 schematisch wiedergegeben. Als radioaktiv markierte Nukleinsäurepräkursoren wurden 5-H^3-Uridin (Spez. Akt. 5 Ci/mmol; 2,5 μCi/ml Zellsuspension), Desoxy-6-H^3-Uridin (Spez. Akt. 17,5 Ci/mmol; 8,75 μCi/ml Zellsuspension) und Methyl-H^3-Thymidin (Spez. Akt. 25 Ci/mmol; 12,5 μCi/ml Zellsuspension) verwendet. Adenosin-5′-triphosphat (ATP): Die Bestimmung des intrazellulären ATP erfolgte im Lumac-Biocounter 2000 (Fa. Szabo, Wien) nach der Luciferin-Luciferase-Methode (22).

Folgende zytostatisch wirksame Medikamente wurden getestet:

	Maximale Konzentration in μg/ml Zellsuspension
Adriamycin (Adriblastin®, Aesca, Wien)	5,5
Cytosin-Arabinosid (Alexan®, Mack, Illertissen, BRD)	55,5
4-Hydroperoxy-Cyclophosphamid (ASTA-Werke, Bielefeld, BRD)	530,0
6-Mercaptopurine (Purinethol®, Wellcome Fnd., London)	70,0
Methotrexat (Lederle Arzneimittel, Wolfrathshausen, BRD)	130,0
Prednisolon (Chemie Linz AG)	70,0
Thioguanin (Wellcome Fnd., London)	55,0
VP 16-213 (Etoposid, Bristol Myers, Laevosan Linz)	105,0

Resultate

Zur Ermittlung der für leukämische Zellen optimalen Testbedingungen und der für die einzelnen Zytostatika geeigneten Präkursor-Nukleoside wurden Versuchsserien mit etablierten Zellinien durchgeführt. Dabei wurden Zytostatikaeffekte nur dann als spezifisch bewertet, wenn Dosis-Wirkungskurven erzielt wurden, d. h., wenn steigende Zytostatikakonzentrationen mit einer zunehmenden Hemmung der Nukleosidinkorporation in die Zellen einhergingen. Abb. 2 zeigt die an HL-60-Zellen erzielten Ergebnisse. Wie ersichtlich, führte der Großteil der getesteten Substanzen zu einer dosisabhängigen Einbauhemmung,

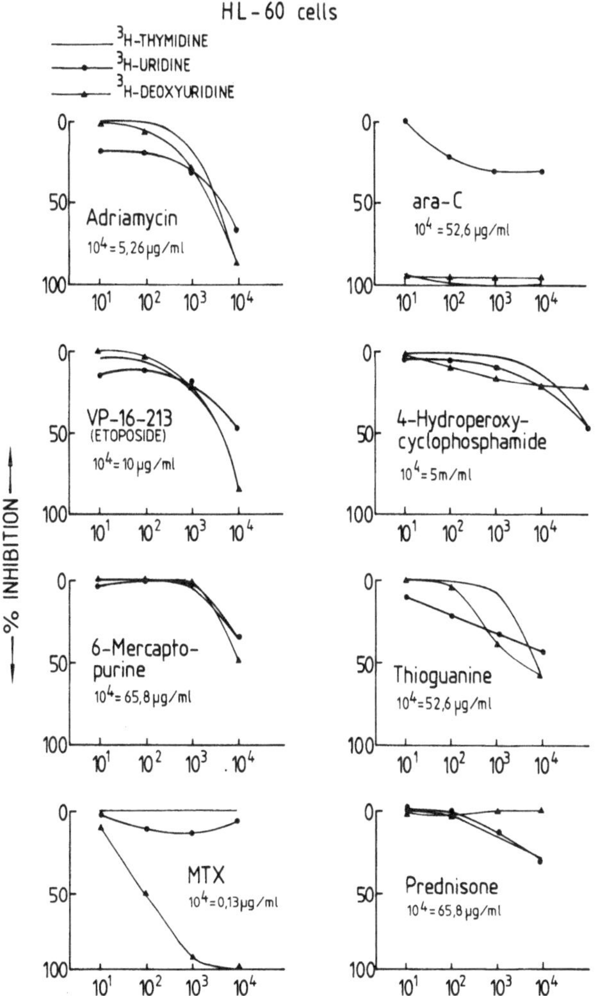

Abb. 2. Effekt verschiedener zytostatisch wirksamer Substanzen auf den Einbau der Nukleinsäurepräkursoren H^3-Thymidin, H^3-Uridin und H^3-Desoxyuridin in HL-60-Zellen. Abszisse: Konzentration des jeweiligen Zytostatikums. Ordinate: Hemmung des Präkursoreinbaus in Prozenten des Kontrollwerts (Kontrolle = Präkursoreinbau in HL-60-Zellen ohne Zytostatikaeinwirkung)

sowohl von H^3-Uridin als auch von H^3-Desoxyuridin und H^3-Thymidin. Lediglich der Effekt von Methotrexat wurde in spezifischer Weise nur durch Desoxyuridin wiedergegeben. Für Ara-C fand sich bereits bei niedrigen Konzentrationen eine maximale Hemmung des Thymidin- und Desoxyuridineinbaus, sodaß als Indikator für eine spezifische Wirkung dieser Substanz H^3-Uridin am geeignetsten erschien. Im Falle von Prednison ergab sich für keinen der angeführten Nukleosidpräkursoren ein dosisabhängiger Hemmeffekt.

Um zu prüfen, inwieweit die in vitro-Wirkung von Etoposid auf HL-60-Zellen durch den für diese Substanz notwendigen Lösungsvermittler beeinflußt wird, wurde dessen Hemmeffekt auf die H^3-Uridininkorporation mit dem der gelösten Wirksubstanz (Lösungsmittel + Etoposid) verglichen. Wie aus Abb. 3 hervorgeht, führt der Lösungs-

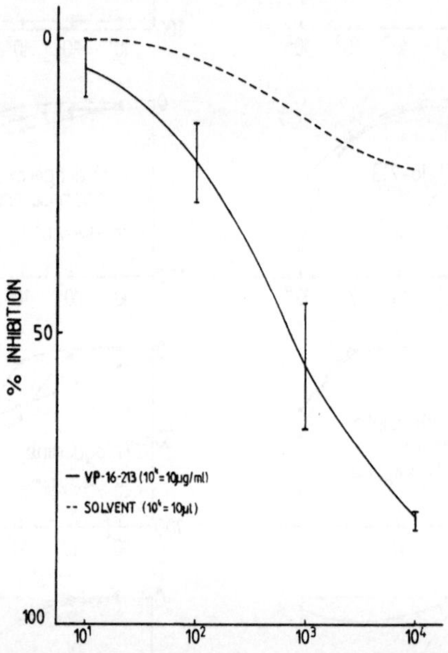

Abb. 3. Vergleich der Wirkung des Lösungsvermittlers (Benzyl-Alkohol 30 mg, Polyethylen-glycol-300 650 mg, Citric acid 2 mg, Tween-80 80 mg pro ml absoluten Alkohols) und des Lösungsmittels + VP16-213 Reinsubstanz auf den Einbau von H^3-Uridin in HL-60-Zellen

vermittler zwar ebenfalls zu einer Hemmung des H^3-Uridineinbaus, doch ist sein Effekt deutlich geringer als derjenige der gelösten Wirksubstanz. Da nach einzelnen klinischen Berichten Kombinationen von Etoposid mit anderen zytostatischen Substanzen eine synergistische Wirkung entfalten, wurde in mehreren Versuchsreihen der in vitro-Effekt derartiger Kombinationen getestet. Es wurden konstante Mengen von Etoposid, die allein zu einer 15- bis 25%igen Einbauhemmung von H^3-Uridin führen, mit jeweils einem anderen Zytostatikum gleichzeitig den HL-60-Zellen zugesetzt. Wie aus Abb. 4 ersichtlich ist, ließ sich durch keine der Kombinationen (Ara-C, Adriamycin, aktiv. Cyclophosphamid oder Thioguanin) eine signifikante Änderung des Hemmeffekts gegenüber den Einzelsubstanzen erzielen.

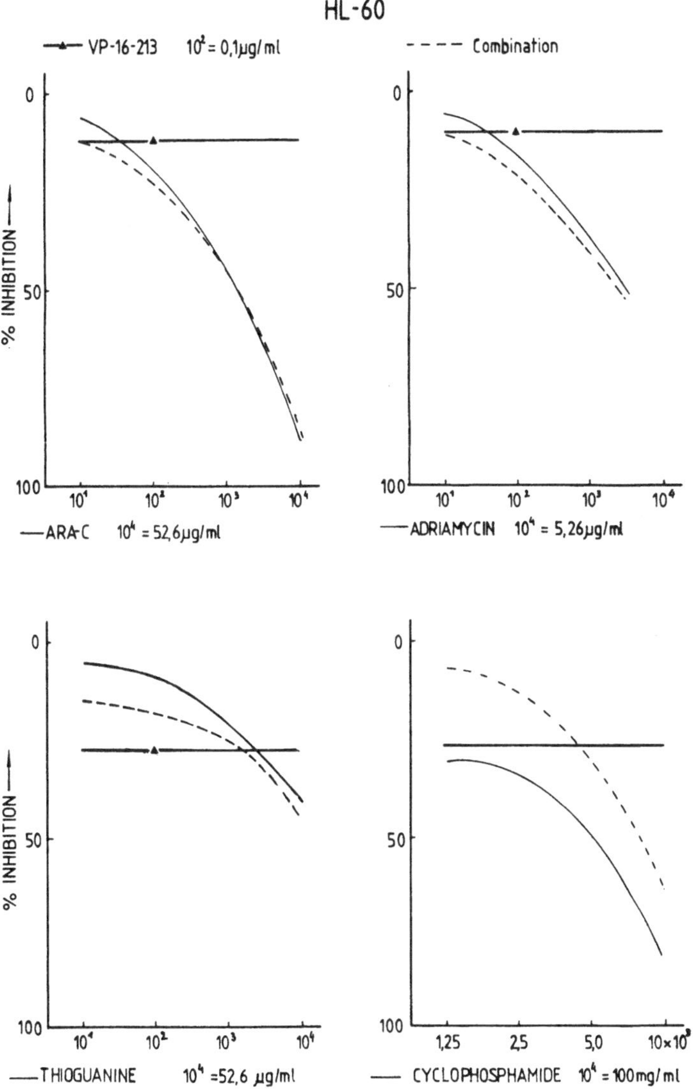

Abb. 4. In vitro-Effekt verschiedener Zytostatika in Kombination mit VP 16-213 auf die Hemmung des H^3-Uridineinbaus in HL-60-Zellen. VP 16-213: konstante Konzentration. Ausgezogene Linien: Wirkung der Einzelsubstanzen. Strichlierte Linien: Wirkung der Kombinationen

In parallelen Experimenten wurde untersucht, wieweit es unter den angegebenen Bedingungen zu einer Verminderung der intrazellulären ATP-Konzentration kommt und dies als zusätzlicher Parameter für den Zytostatikaeffekt herangezogen werden könnte. Mit Hilfe der Bioluminiszenzmethode ließen sich rasch und auf einfache Weise Änderungen der ATP-Konzentration erfassen (Abb. 5). Während Ara-C, Methotrexat und Thioguanin selbst nach 3stündiger Inkubation nur zu einer geringen Verringerung des ATP-Gehalts in HL-60-Zellen führten, war unter Adriamycin, noch stärker aber unter Etoposid bereits nach einer Stunde ein signifikanter Abfall des Nukleotids zu beobachten. Die eingesetzten Konzentrationen der Zytostatika entsprachen den in den obi-

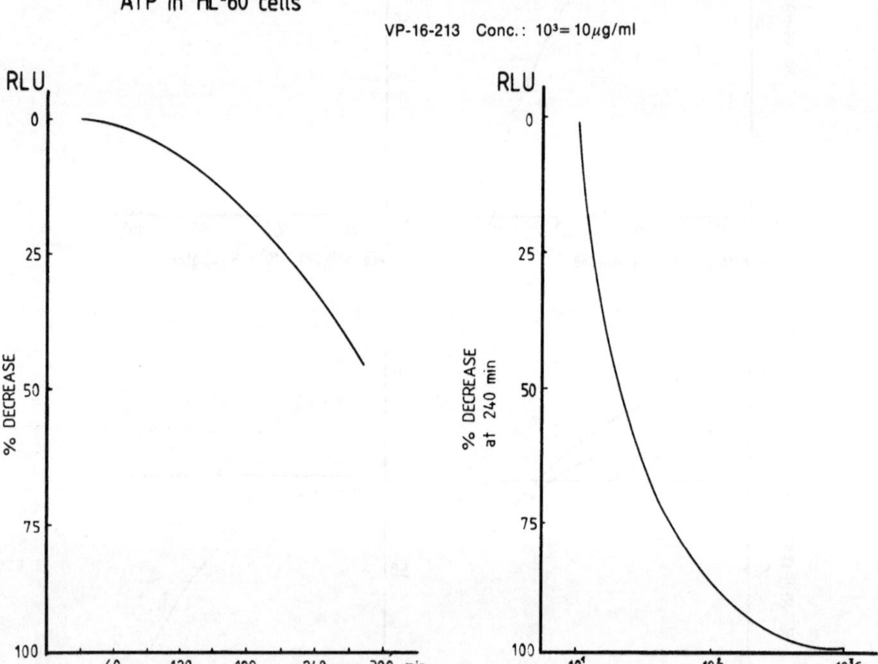

Abb. 5. Wirkung von VP 16-213 auf den ATP-Gehalt von HL-60-Zellen in Abhängigkeit von der Einwirkungsdauer (Abb. 5, links) und von der Konzentration des Zytostatikums (Abb. 5, rechts). Der Effekt, bezogen auf die Einwirkungsdauer, wurde mit einer Konzentration von 10 μg VP 16-213/ml Zellsuspension gemessen, der Effekt bezogen auf die Konzentrationen unter einer Einwirkungsdauer von 180 Minuten. *RLU* = relative light units als Maß für den relativen ATP-Gehalt der Zellen

gen Experimenten angegebenen Maximalkonzentrationen. Für Etoposid wurde allerdings eine Verdünnung von 1 : 1000 gewählt, um Effekte des Lösungsvermittlers möglichst weitgehend auszuschließen. Die Abnahme des ATP-Gehalts war, wie die Messungen im Suspensionsmedium zeigten, im wesentlichen durch einen gesteigerten Verbrauch des energiereichen Nukleotids und nur zu einem Bruchteil durch seinen Austritt in den Extrazellulärraum bedingt. Kombinationen von Etoposid mit anderen zytostatischen Substanzen führten zu keiner Verstärkung des ATP-Abfalls (Abb. 6). Es ließ sich weder für Ara-C noch für Cyclophosphamid, Adriamycin oder Methotrexat ein additiver oder synergistischer Effekt zu Etoposid nachweisen.

Die in vitro-Wirkung von Etoposid auf Leukämiezellen konnte bisher bei 12 Patienten mit dem in vivo-Effekt des Präparats verglichen werden. Es ließ sich in allen Fällen eine Korrelation zwischen der Hemmung des H^3-Uridineinbaus in die leukämischen Blasten und dem Effekt auf die Blastenzahl im peripheren Blut herstellen. Im Gegensatz zu früheren Untersuchungen über die Wirkung von Adriamycin, bei welchen ein in vitro-Hemmeffekt von mehr als 30% als prognostisch

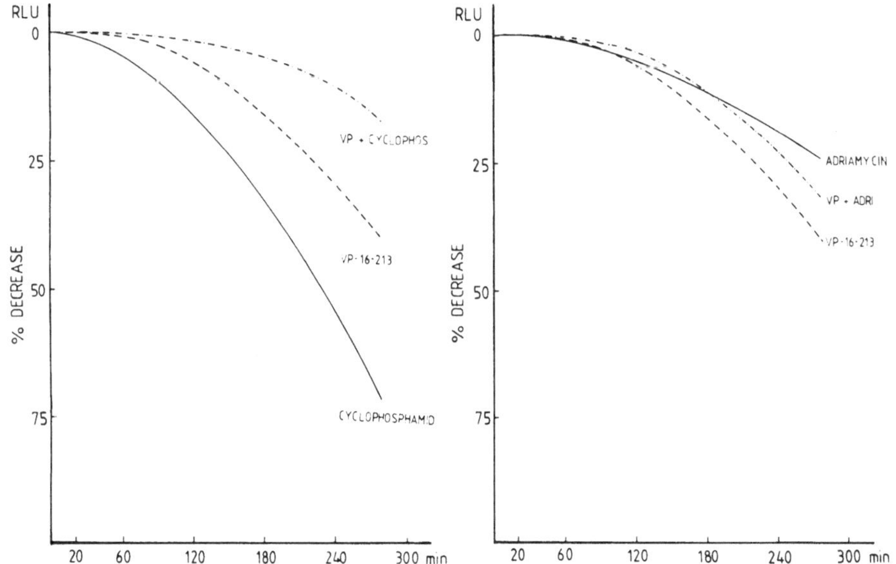

Abb. 6. Effekt von aktiviertem Endoxan (4-Hydroperoxy-Cyclophosphamid) und Adriamycin als Einzelsubstanzen (ausgezogene Linien) und in Kombination mit V 16-213 auf den relativen ATP-Gehalt *(RLU)* in HL-60-Zellen in Abhängigkeit von der Einwirkungsdauer. Konzentration der Einzelsubstanzen: Cyclophosphamid 100 mg/ml, Adriamycin 5,26 μg/ml, VP 16-213 10 μg/ml

günstig (Erreichen der hämatologischen Remission) galt, konnte wegen der geringen Fallzahl für Etoposid ein derartiger Schwellenwert noch nicht ermittelt werden. Abb. 7 und 8 geben jedoch 2 repräsentative Beispiele. Im ersten Fall einer myelomonozytären Leukämie trat nach erfolgreicher 2jähriger Behandlung eine zunehmende (auch in vitro dokumentierte) Zytostatikaresistenz auf. Eine Testung mit Etoposid ergab, daß die Inkorporation von H^3-Uridin in die leukämischen Blasten

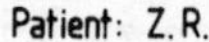

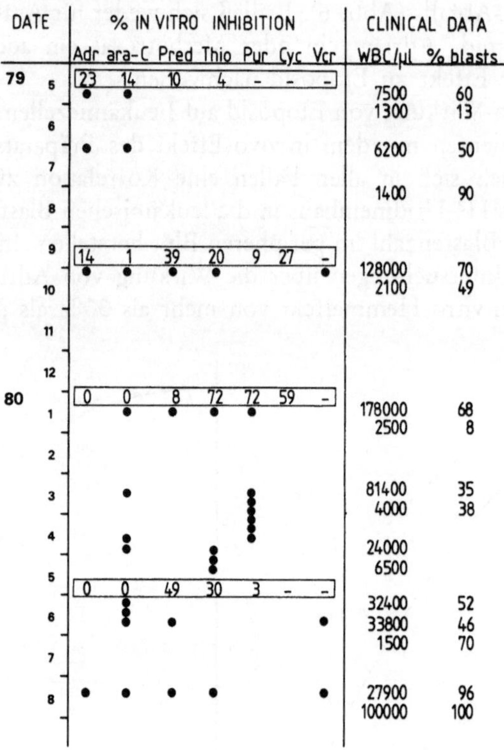

Abb. 7. Verhalten der in vitro-Sensitivität der aus dem peripheren Blut isolierten Blastzellen eines Patienten mit akuter myelomonozytärer Leukämie während einer Beobachtungszeit von 16 Monaten. Der linke Teil der Abbildung zeigt die Hemmung des H^3-Uridineinbaus durch die jeweils getesteten Zytostatika (Zahlenangaben umrandet: %Einbauhemmung). Der rechte Teil zeigt das Verhalten der Leukozytenwerte und des Blastenanteils in Prozenten im peripheren Blut vor bzw. nach Durchführung der zytostatischen Therapie. Die in vivo verabreichten Substanzen sind mit ● gekennzeichnet

im Vergleich zum Kontrollwert um 30% gehemmt wurde. Der Einsatz des Präparats in vivo führte tatsächlich zu einer starken Erniedrigung der Blastenzahl im peripheren Blut und zu einer Teilremission. In weiterer Folge trat jedoch auch gegen Etoposid eine zunehmende in vivo-Resistenz auf, welche sich in vitro widerspiegelte (Rückgang auf einen Hemmwert von 9%). – Beim Patienten der Abb. 8 lag eine monozytäre Leukämie vor. Hier fand sich bereits zu Beginn eine außergewöhlich hohe in vitro-Sensitivität der leukämischen Blasten gegenüber Etoposid, diese blieb während des gesamten Krankheitsverlaufs erhalten. Im Einklang damit führte das Präparat auch in vivo zu einer drastischen Reduktion der Blastenzahl, gleichgültig, ob es allein oder in Kombina-

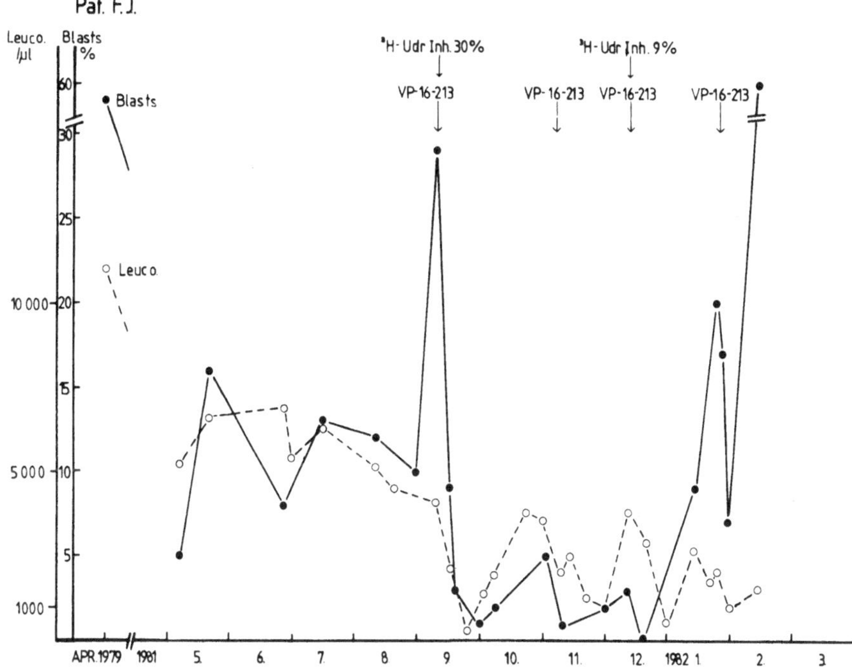

Abb. 8. Verhalten der Leukozytenzahlen (strichliert) und des prozentuellen Blastenanteils (ausgezogene Linie) im peripheren Blut eines Patienten mit monozytärer Leukämie unter Einfluß eines VP 16-213 enthaltenden Therapieschemas. Während eines Beobachtungszeitraums von 5 Monaten wurde 2mal die in vitro-Sensitivität der monozytären Blasten gegenüber VP 16-213 bestimmt (Angaben in % Hemmung des H^3-Uridineinbaus)

tion mit anderen Zytostatika eingesetzt wurde. Nachdem durch die erste Induktionstherapie eine hämatologische Vollremission erzielt worden war, gelang es nach einem Rezidiv nicht mehr, eine neuerliche Rekonstitution des hämatopoetischen Systems zu erreichen. Trotz mehrmaliger Induktion einer Knochenmarkshypoplasie traten in der Erholungsphase jeweils nur leukämische Blasten auf.

Diskussion

Unsere Ergebnisse weisen darauf hin, daß sich die Wirkung von Etoposid auf menschliche leukämische Zellinien oder frisch isolierte leukämische Blasten mit Hilfe des beschriebenen Kurzzeittests in spezifischer Weise erfassen läßt. Die Inkubation der Zellen mit dem Podophyllotoxinderivat führt dosisabhängig gleichermaßen zur Hemmung des Thymidin-, Uridin- und Desoxyuridineinbaus in das TCA-präzipitable Material der Zellen. Diese Resultate stehen in prinzipieller Übereinstimmung mit Untersuchungen an anderen Zellsystemen (10, 11, 16, 21, 26). Um zu klären, ob ein Teil der zytotoxischen Wirkung des Etoposid durch das Lösungsmittelgemisch, das in den Ampullen enthalten ist, verursacht wird und dadurch die in vitro-Ergebnisse verfälscht werden, verglichen wir den Effekt des Lösungsvermittlers auf die H^3-Uridininkorporation und auf die ATP-Konzentration in HL-60-Zellen mit dem des gelösten Etoposid (Etoposid + Lösungsvermittler). Wir konnten zeigen, daß für die Untersuchung der Präkursorinkorporation das Lösungsmittel kaum einen Einfluß hat, daß jedoch das intrazelluläre ATP rapid abfällt, sobald das Lösungsmittel mit den Zellen in Berührung kommt; erst in stärkerer Verdünnung (1:1000) fällt der Lösungsmitteleffekt nicht mehr ins Gewicht. Bei allen Studien, in denen der direkte Effekt des Etoposid auf den Zellstoffwechsel untersucht wird, muß deshalb geklärt werden, inwieweit Interferenzen mit dem Lösungsvermittlergemisch bestehen. Es besteht der Eindruck, daß dieses Problem in den bisher vorliegenden Untersuchungen über die in vitro-Sensitivität von Tumorzellen gegenüber Etoposid nicht immer in ausreichender Weise berücksichtigt wurde.

Aus tierexperimentellen (6, 17) und später aus klinischen Ergebnissen wurde geschlossen, daß Etoposid in Kombination mit verschiedenen zytostatischen Substanzen einen klaren Synergismus zeigt. Wir konnten in unserem in vitro-System keine derartigen Effekte beobachten. Die synchrone Einwirkung in Zweierkombinationen ergab weder hinsichtlich der Uridininkorporation noch des intrazellulären ATP-Abfalles eine signifikante Verstärkung des Effekts von Ara-C, Adriamycin, aktiviertem Cyclophosphamid oder Thioguanin. Dies wurde auch durch (hier nicht näher angeführte) Untersuchungen der Zellvitalität mit Hilfe der Trypanblauausschlußmethode bestätigt. Die Resultate lassen synergistische Wirkungen zwischen Etoposid und anderen Zytostatika jedoch nicht ausschließen. Es wäre durchaus denkbar, daß unter anderen Versuchsbedingungen, z. B. bei sequentieller Gabe der einzelnen Substanzen, additive oder synergistische Wirkungen hinsichtlich der zellulären Absterberate auftreten.

Zahlreiche Autoren haben in den letzten Jahren über ausgezeichnete Ergebnisse sowohl einer Monotherapie als auch einer Polychemotherapie mit Etoposid bei akuten Leukämien berichtet (4, 5, 8, 14, 15, 23), wobei auf die besondere Wirkung bei monozytären Leukämien hingewiesen wurde. Es schien deshalb von besonderem Interesse, die Resultate einer prätherapeutischen Chemosensitivitätstestung mit der klinischen Wirksamkeit der Substanz zu vergleichen. Unsere Ergebnisse bei bisher 12 Patienten mit monozytärer oder myelomonozytärer Leukämie, welche das Präparat während einer Rezidivbehandlung der Leukämie erhielten, sind hinsichtlich ihrer Aussagekraft ermutigend. Es ließ sich sowohl die Reduktion der leukämischen Blastenzahl durch Etoposid vorhersagen als auch ein zuverlässiger Hinweis auf eine zunehmende in vivo-Resistenz gewinnen. Obwohl bisher bei akuten Leukämien keine Untersuchungen vorliegen, die mit einer vergleichbaren Technik durchgeführt wurden, weisen Berichte über Sensitivitätsbestimmungen bei soliden Tumoren (12, 13, 18) darauf hin, daß der Messung der Nukleosidinkorporation im Rahmen eines Kurzzeittests eine hohe prädiktive Relevanz zukommt.

Literatur

1. *Achterrath, W., Niederle, N., Raettig, R.:* Etoposid – Chemie, präklinische und klinische Pharmakologie. In: Etoposid: Derzeitiger Stand und neue Entwicklungen in der Chemotherapie maligner Neoplasien (*Seeber, S., Nagel, G. A., Achterrath, W., Schmidt, C. G.*, Hrsg.). München: W. Zuckschwerdt Verlag. 1981.
2. *Arnold, A. M., Whitehouse, J. M. A.:* Etoposide: a new anti-cancer agent. Lancet *2* (8252), 912 (1981).
3. *Barlogie, B., Drewinko, B.:* Cell cycle stage-dependent induction of G_2-phase arrest by different anti-tumor agents. Eur. J. Cancer *14*, 741 (1978).
4. *Cavalli, F., Sonntag, R., Brunner, K. W.:* Epipodophyllotoxin VP16-213 in acute nonlymphoblastic leukemia. Brit. Med. J. *4*, 227 (1975).
5. *Cavalli, F., Ryssel, H. J., Batz, K., Sonntag, R., Brunner, K. W.:* Erste Resultate mit dem Epipodophyllotoxin-Derivat VP16-213 bei der Behandlung akuter Leukämien. Schweiz. Med. Wschr. *105*, 250 (1975).
6. *Dombernowsky, P., Nissen, N. I.:* Combination chemotherapy with 4'-Demethylepipodophyllotoxin 9-(4,6-0-ethylidene-β-D-glucopyranoside), VP16-213 in L1210 leukemia. Eur. J. Cancer *12*, 181 (1976).
7. *Drewinko, B., Barlogie, B.:* Survival and cycle-progression delay of human lymphoma cells in vitro exposed to VP16-213. Cancer Treat. Rep. *60*, 1295 (1976).
8. *Dubovsky, D., Kernoff, L., Jacobs, P.:* Rapid remission induction in adult nonlymphoblastic leukemia. Eur. J. Cancer *14*, 1179 (1978).
9. *Goldhirsch, A., Joss, R., Cavalli, F., Sonntag, R. W., Ryssel, H. J., Brunner, K. W.:* Etoposid: ein neues Zytostatikum mit hoher Wirksamkeit beim anaplastischen kleinzelligen Bronchuskarzinom, bei anderen soliden Tumoren und bei Hämoblastosen. Dtsch. Med. Wschr. *106*, 1105 (1981).
10. *Grieder, A., Maurer, R., Stähelin, H.:* Comparative study of early effects of epipodophyllotoxinderivatives and other cytostatic agents on mastocytoma cultures. Cancer Res. *37*, 2998 (1977).
11. *Kalwinsky, D., Sinkule, J., Fridland, A.:* Comparison of DNA inhibitory effects of VP16 and its two isomers in cultured human leukemia cells. Proc. AACR *23*, 198 (1982).
12. *Kaufmann, M.:* Nucleic acid precursor incorporation assay for testing tumour sensitivity and clinical applications. Drugs Exp. Clin. Res. *8*, 345 (1982).

13. KSST (Group for sensitivity testing of tumours): In vitro short-term test to determine the resistance of human tumours to chemotherapy. Cancer *48*, 2127 (1981).
14. *Look, A. T., Dahl, G. V., Kalwinsky, D., Senzer, N., Mason, C., Rivera, G.*: Effective remission induction of refractory childhood acute nonlymphocytic leukemia by VP16-213 plus 5-azacytidine. Cancer Treat. Rep. *65*, 995–999 (1981).
15. *Mathé, G., Schwarzenberg, L., Pouillart, P., Oldham, R., Weiner, R., Jasmin, C., Rosenfeld, D., Hayat, M., Misset, J. L., Musset, M., Schneider, M., Ameil, J. M., DeVassal, F.*: Two epipodophyllotoxin derivatives, VM 26 and VP16-213, in the treatment of leukemias, hematosarcomas, and lymphomas. Cancer *34*, 985 (1974).
16. *Mickey, D. D., Neill, H. B., Soloway, M. S.*: Correlation of drug sensitivity of FANFT induced mouse bladder tumors grown in syngeneic mice, in soft agar, and in microtiter plates. Proc. AACR *22*, 219 (1981).
17. *Rivera, G., Avery, T., DeWayne, R.*: Response of L1210 to combinations of cytosine arabinoside and VM 26 or VP16-213. Eur. J. Cancer *11*, 639 (1975).
18. *Sanfilippo, O., Daidone, M. G., Costa, A., et al.*: Estimation of differential in vitro sensitivity of non-Hodgkin lymphomas to anticancer drugs. Eur. J. Cancer *17*, 217 (1981).
19. *Schwarzmeier, J. D., Paietta, E., Mittermayer, K., Pirker, R.*: Evaluation of drug resistance of human leukemia cells in vitro: Correlation to clinical data. In: Current Chemotherapy and Immunotherapy II (*Periti, P., Grassi, G. G.*, Hrsg.), S. 1265. Am. Soc. Microbiol. 1982.
20. *Schwarzmeier, J. D., Paietta, E., Mittermayer, K., Pirker, R.*: Prediction of the response to chemotherapy in acute leukemia by a short-term test in vitro. Cancer (im Druck).
21. *Seeber, S.*: Modelluntersuchungen zur Etoposid-Resistenz. In: Etoposid: Derzeitiger Stand und neue Entwicklungen in der Chemotherapie maligner Neoplasien (*Seeber, S., Nagel, G. A., Achterrath, W., Schmidt, C. G., Raettig, R.*, Hrsg.). München: W. Zuckschwerdt Verlag. 1981.
22. *Strehler, B. L.*: Adenosin-5'-triphosphat, Bestimmung mit Luciferase. In: Methode der enzymatischen Analyse (*Bergmayer, U.*, Hrsg.), S. 2163. Weinheim/Bergstr.: Verlag Chemie. 1974.
23. *VanEcho, D. A., Lichtenfeld, K. M., Wiernik, P. H.*: Vinblastine, 5-azacytidine, and VP16-213 therapy for previously treated patients with acute nonlymphocytic leukemia. Cancer Treat. Rep. *61*, 1599 (1977).
24. Vepesid, Current Clinical Experience. Monograph, Bristol-Myers Comp., N.Y., 1981.
25. *Volm, M., Wayss, K., Kaufmann, M., Mattern, J.*: Pretherapeutic detection of tumour resistance and the result of tumour chemotherapy. Eur. J. Cancer *15*, 983 (1979).
26. *Wozniak, A. J., Ross, W. E.*: DNA damage as a basis for VP16 cytotoxicity. Proc. AACR *23*, 197 (1982).

Etoposid (VP 16-213)
in der Therapie
maligner Erkrankungen
Herausgeber: J. Schwarzmeier E. Deutsch K. Karrer
Springer-Verlag Wien New York 1984

Diskussion

Teilnehmer: *Deutsch, Gadner, Hofmann, Lutz, Schwarzmeier, Willemze*

Es wird übereinstimmend festgestellt, wie wichtig es wäre, mit relativ einfachen Methoden die Sensitivität von Tumorzellen gegenüber Medikamenten zu erfassen, ähnlich wie dies heute routinemäßig bei Bakterien geschieht.

Es wird nochmals betont, daß prinzipiell gleiche Resultate erhalten werden, wenn leukämische Blastzellen oder solche des peripheren Blutes auf ihre Chemosensitivität geprüft werden. Für Verlaufskontrollen eignen sich periphere Blastzellen besser, da sie wesentlich leichter und rascher gewonnen werden können.

Für jedes Zytostatikum, das getestet werden soll, müssen zuerst die optimalen in vitro-Bedingungen gefunden werden. Diese beinhalten auch jene Konzentration des Zytostatikums, die eine maximale Hemmung der Nukleosidinkorporation in die leukämischen Blasten hervorruft. Häufig liegen diese in vitro-Konzentrationen wesentlich höher als die Dosierungen, welche in vivo bereits einen sehr starken Effekt erzielen. Für Adriamycin z. B. wurde – übereinstimmend mit anderen Autoren – gefunden, daß eine mindestens 10fach höhere Konzentration in vitro verwendet werden muß, um die in vivo-Effekte adäquat widerzuspiegeln.

Ein wichtiges Kriterium von in vivo-Effekten ist die Etablierung des sogenannten in vitro-Schwellenwertes. Dieser Schwellenwert ist jenes Ausmaß der Nukleosideinbauhemmung, unter dem kein nennenswerter in vivo-Effekt mehr auftritt und über dem ein signifikantes in vivo-Ansprechen zu verzeichnen ist. Für Adriamycin z. B. liegt dieser Schwellenwert bei 30%, d. h., Patienten, deren Zellen in vitro weniger als eine 30%ige Reduktion des Nukleosideinbaus unter dem Zytostatikum aufweisen, sprechen erfahrungsgemäß nicht auf das Medikament an und umgekehrt.

Weitere Fragen beziehen sich auf Kombinationen von Zytostatika und mögliche Korrelationen mit in vivo-Verhältnissen. Derartige Beziehungen sind nicht leicht herzustellen, weil die in vivo-Verhältnisse bei Kombination verschiedener Medikamente wesentlich komplexer sind als in einem einfachen in vitro-System. Die Begriffe synergistisch und additiv, welche bei in vivo-Kombinationen häufig gebraucht werden, gelten jedenfalls nicht in gleichem Maß für in vitro-Untersuchungen. In der vorliegenden Studie wurden nur Kombinationen von Etoposid mit anderen Zytostatika getestet; daher können über die Wirksamkeit von Kombinationen ohne Etoposid keinerlei Aussagen gemacht werden.

Es wird ausdrücklich betont, daß es nicht die Absicht der Autoren war, primär eine bessere Chemotherapie für Leukämien zu finden, da die Wirksamkeit etablierter und empirisch ermittelter Zytostatikakombinationen in der Induktionstherapie derzeit kaum überboten werden kann, daß jedoch in besonderen Fällen von primärer oder induzierter Therapieresistenz mit Hilfe des Testsystems eine weitere Verbesserung der Behandlungsergebnisse möglich ist.

Leukämien und Lymphome

Etoposid (VP 16-213)
in der Therapie
maligner Erkrankungen
Herausgeber: J. Schwarzmeier E. Deutsch K. Karrer
Springer-Verlag Wien New York 1984

Etoposid in der Behandlung monozytärer Leukämien

F. Schmalzl

Universitätsklinik für Innere Medizin, Innsbruck (Vorstand: Prof. Dr. H. *Braunsteiner*)

Orientierende Untersuchungen der EORTC wiesen bereits vor etwa 10 Jahren auf eine besondere Wirksamkeit des VP16-213 in der Behandlung akuter monozytärer Leukämien hin (3, 7).

Gezieltere Untersuchungen durch *Mathé* und *Mitarbeiter* (7), *Löffler* und *Gunzer* (6), *Brun* und *Mitarbeiter* (4) sowie *McKenna* und *Mitarbeiter* (8) bestätigten diese Ergebnisse anhand kleiner Fallzahlen. *Bernasconi* und *Mitarbeiter* (2) untersuchten die Wirksamkeit von Etoposid an akuten monozytären und myelomonozytären Leukämien und konnten ebenfalls eine besondere Wirksamkeit des VP16-213 oder Etoposid nachweisen.

Therapeutische Studien an akuten monozytären und myelomonozytären Leukämien waren bisher in unbefriedigendem Maße durchgeführt worden. Grund hierfür waren einerseits diagnostische Probleme, zum anderen wurde die klinische Bedeutung der Abgrenzung einer monozytären Leukämie von anderen myeloischen Leukämien nicht in ausreichendem Maße anerkannt. Auf die Notwendigkeit der Abgrenzung wurde erst in den letzten Jahren von seiten mehrerer Autoren hingewiesen (1, 11). Ursache für die klinischen Besonderheiten dieser Leukämieformen sind in den zytologischen Besonderheiten dieses Zelltyps zu sehen (12).

I. Charakterisierung der monozytären Leukämien

In typischen Fällen ist die Diagnose der Monozytenleukämie anhand panoptisch gefärbter Ausstriche des peripheren Blutes ohneweiters möglich. Unterstützt wird diese Diagnose durch eine Reihe von Untersuchungen, unter denen sich der Nachweis Natriumfluorid-hemmbarer Naphthol-AS-Azetat-Esterase klinisch allgemein bewährt hat (1, 10, 12). Eine Reihe weiterer Methoden zur Charakterisierung leukämischer Zellpopulationen als monozytär sind in der Tab. 1 zusammengefaßt. Während einige der dort angegebenen Untersuchungs-

Tabelle 1. *AMoL. Zytologie*

Monozytärer Charakter der leukämischen Population	Nahe-gelegt	Wahr-schein-lich	Gesichert
Morphologie	+		
Ultrastruktur		+	nur
Zytochemie		+	
Lysosomale Enzyme	+		durch
Lysozymbestimmung	+		
CSA-Produktion	+		Kombi-
Oberflächenrezeptoren (IgG, Kompl.)	+		
Monozytenspezifische Antikörper		+ ?	nation
Wachstumsmuster in Agarkulturen	+ ?		
Transformation in Makrophagen		+	mehrerer
Auswanderung in entzündliche Exsudate		+	
Glasadhärenz	+		Tests
Phagozytose	+ ?		

verfahren in der Regel zwar charakteristisch für monozytäre Leukämien sind, so können sie doch nicht als Spezifikum für die Diagnose herangezogen werden. Einige andere Verfahren, wie z.B. zytochemische Untersuchungen mit monoklonalen Antikörpern, funktionelle Untersuchungen, wie Umwandlung in Makrophagen, sind jedoch relativ spezifisch für diese Zellform. Eine gesicherte Diagnose wird sich in der Regel jedoch nur durch die Kombination einiger der dort angegebenen Untersuchungstechniken erzielen lassen.

Gelegentlich werden leukämische Zellpopulationen beobachtet, die in der panoptischen Anfärbung ein unreifes Aussehen zeigten, bei der zytochemischen Auswertung jedoch eine geringe Natriumfluorid-resistente Esterase-Aktivität aufweisen. Wir untersuchten derartige Populationen und konnten nachweisen, daß sie aufgrund der in Tab. 1 angegebenen Kriterien als der monozytären Reihe zugehörig anzusehen sind. Sie unterscheiden sich von typischen reifzelligen Monozyten durch die geringere Differenzierung, die sich sowohl im Licht- wie auch im Elektronenmikroskop nachweisen läßt, sowie durch den geringen Gehalt an lysosomalen Enzymen, wie saure Phosphatase, und auch durch den geringeren Gehalt an Natriumfluorid-hemmbarer Esterase wie auch durch das Fehlen bzw. durch die geringe Aktivität von Lysozym und Aminopeptidase.

Wir bezeichneten diese Leukämieform als unreifzellige Monozytenleukämie (9). Diese Beobachtungen wurden in der Folge bestätigt, und die FAB-Gruppe hat in ihrer zytologischen Klassifizierung der akuten

Tabelle 2. *Differentialdiagnose rein monozytärer Leukämien*

Monozytenleukämie	Reifzellig	Unreifzellig
Morphologische Zytologie (lichtoptisch, elektronen-mikroskopisch)	Deutlich monozytäre Differenzierung	Schwach monozytäre Differenzierung
Zytochemie		
NaF-sensitive Naphthol-AS-Azetat-Esterase	++ bis +++	+ bis ++
Lysozym (immunzytologisch)	++ bis +++	0 bis +
Saure Phosphatase	++ bis +++	+ bis +++
Peroxidase	0 bis +	0 bis +
Harnlysozym	stark erhöht	normal bis gering vermehrt

Leukämien in reife und unreifzellige Formen unterschieden (M5a, M5b) (1). Differentialdiagnostische Hinweise zur Unterscheidung der beiden Leukämieformen finden sich in Tab. 2.

II. Klinische Problematik der Chemotherapie monozytärer Leukämien

Klinische Besonderheiten monozytärer Leukämien leiten sich aus den biologischen Eigenarten dieser Zellform ab. Es sei hier lediglich auf jene Besonderheiten eingegangen, die derzeit eine klinische Relevanz erkennen lassen: Monozytäre Leukämien zeigen eine besondere Neigung zu Infiltrationen von Organen, insbesondere der Haut, der Schleimhäute und hier insbesondere im Bereich des Mund- und Rachenraumes. Verschiedentlich wurde auch auf die Infiltration des Herzmuskels (9, 12), der Meningen (9, 12) und der Testes hingewiesen (9, 12). Lymphknoten sind in der Hälfte der Fälle infiltriert (9, 12).

Von besonderer Bedeutung sind Nierenkomplikationen, welche einmal auf leukämische Infiltrate, zum anderen auf Tubulusschädigungen infolge der hohen Lysozymkonzentrationen im Primärharn zurückzuführen sind. Diese Tubulusläsionen äußern sich in relativ plötzlich auftretenden Hypokaliämien und wurden mittlerweile von zahlreichen Autoren bei Monozytenleukämien beobachtet (11, 13). Von besonderer klinischer Relevanz können hypokalämische Zustände bei gleichzeitigem Bestehen von Myokardinfiltrationen sein. Wir beobachteten 2 plötzliche Todesfälle an hypokalämischen Patienten, bei denen bei der Obduktion eine myokardiale Infiltration festgestellt werden konnte.

Die oben angegebene zytologische Unterscheidung in reifzellige und unreifzellige Monozytenleukämien findet ihre praktische Begründung in klinischen Besonderheiten dieser beiden Formen. So sind bei den reifzelligen Monozytenleukämien offenbar Organinfiltrationen häufiger als bei den unreifzelligen Monozytenleukämien. Die Auswertung unseres Materials ergab, daß bei den unreifzelligen Monozytenleukämien Hypokaliämien etwas seltener auftreten als bei reifzelligen Monozytenleukämien. Im Hinblick auf die Todesursache fällt auf, daß es bei unreifzelligen Monozytenleukämien deutlich häufiger zu Blutungen in den Gastrointestinaltrakt und in das zentrale Nervensystem kommt.

Bei den Untersuchungen entzündlicher Exsudate von Patienten mit Monozytenleukämien fällt auf, daß sehr häufig leukämische Zellen die entzündlichen Infiltrate aufbauen, während dies bei akuten myeloischen Leukämien nichtmonozytärer Genese nicht bzw. nur ausnahmsweise erfolgt.

Die Neigung leukämischer Monozyten, sich in Organen wie ZNS, Meningen und Testes anzusiedeln, gewinnt dadurch klinische Bedeutung, als diese Zellen in den genannten Organen vor dem Einfluß der Zytostatika weitgehend geschützt erscheinen. Es ist anzunehmen, daß es aus diesen Organen leicht zu Rückfällen kommen kann, und es erscheint durchaus möglich, daß die in der Regel kurze Remissionsdauer monozytärer Leukämien durch den Schutz leukämischer Monozyten in diesen Sanktuarien zu erklären ist.

So hat die Arbeitsgruppe um *Jacquillat* in Paris sich zur Regel gemacht, bei jüngeren Patienten mit monozytären Leukämien eine prophylaktische ZNS-Bestrahlung im Rahmen der Therapie durchzuführen (13).

Bei der Beurteilung der Therapie monozytärer Leukämien ist auch zu berücksichtigen, daß diese Leukämieform ihr Altersmaximum im 7. Dezennium aufweist (10), d. h., im Durchschnitt sind die Patienten mit monozytären Leukämien deutlich älter als Patienten mit anderen myeloischen bzw. akuten lymphatischen Leukämien. Kardiotoxische und nephrotoxische Medikamente sind bei dieser Patientengruppe also mit besonderer Vorsicht anzuwenden.

III. Etoposid in der Therapie monozytärer Leukämien

A. Monotherapie

Ausführliche Studien mit Monotherapie akuter monozytärer Leukämien wurden von *Bernasconi* und seinen *Mitarbeitern* durchgeführt (2, 3). Diese Autoren behandeln mit Etoposid 1,5 mg/kg 12stündlich durch 5 Tage. Die Autoren unterscheiden allerdings nicht zwischen einer oralen und einer intravenösen Verabreichung. Etwa 10 Tage nach

Beendigung des Stoßes und nach entsprechender Knochenmarksbeurteilung erfolgt ein gleicher Stoß und eventuell noch ein dritter. Mit diesen Regimen erreichten die Autoren in etwa 70% der behandelten Fälle eine komplette Remission (3). Unsere eigenen Erfahrungen sind in Tab. 3 wiedergegeben. Wir konnten in 6 von 14 Fällen eine komplette Remission durch alleinige Medikation mit Etoposid erzielen.

Tabelle 3

Typ der Leukämie	Alter	Zahl	Chemotherapie	CR	PR	VS
AMoL AMML	20–65	6	Etoposid 2,5 mg/kg/24 Std./5mal i. v.	3 (1)	2	1
AMoL AMML	65–80	4	Etoposid 2,5 mg/kg/24 Std./5mal i. v.	3 (2)	1	
AMoL unreif- zellig	20–65	4	Etoposid 2,5 mg/kg/24 Std./5mal i. v.		2	2

AMoL = akute monozytäre Leukämie, AMML = akute myelomonozytäre Leukämie.
CR = komplette Remission, PR = partielle Remission, VS = Therapieversager.
Remissionsdauer in Monaten: (1) 8, 8, 5; (2) 9, 7, 5.

B. Kombination von Etoposid mit anderen Zytostatika

Die meisten Autoren verwendeten Etoposid mit anderen Zytostatika. *Bernasconi* behandelte akute myelomonozytäre Leukämien mit einer Kombination von Cytosin-Arabinosid 1,5 mg/kg/12 Stunden intravenös und 6-Thioguanin 1,5 mg/kg/12 Stunden oral durch 5 Tage. Unmittelbar darauf wurde eine Phase der Behandlung mit Etoposid 1,5 mg/kg/12 Stunden oral oder intravenös angeschlossen. Diese Stöße wurden im Abstand von 10 bis 20 Tagen wiederholt. Mit dieser Medikation gelang es, eine Remissionsquote von 65% bei akuten myelomonozytären Leukämien zu erreichen. In unseren Händen erwies sich die Kombination von Daunomycin 1,5 mg pro Kilogramm Körpergewicht durch 4 Tage intravenös und Cytosin-Arabinosid 1,6 mg/kg/12 Stunden durch 5 Tage als besonders wirksam in Kombination mit 5tägigen Phasen von Etoposid 1,5 mg/kg täglich intravenös durch 5 Tage. Dieser Etoposidstoß folgte der Medikation mit Daunomycin und Cytosin-Arabinosid im Abstand von etwa 10 bis 20 Tagen. Dieses Behandlungsschema wurde im Abstand von 28 Tagen wiederholt. 1 bis 2 dieser Therapieschemata reichten aus, um in 8 von 27 Fällen eine komplette Remission zu erzielen (Tab. 4).

Tabelle 4

Typ der Leukämie	Alter	Zahl	Chemotherapie	CR	PR	VS
AMoL AMML	20–65	10	Daunomycin 1,5 mg/kg/24 Std./4mal Cytosin-Arabinosid 1,6 mg/kg/12 Std./10mal nach 10 Tagen: Etoposid 1,5 mg/kg/24 Std./5mal	4 (1)	4	1
AMoL AMML	65–80	7	Daunomycin 1,5 mg/kg/24 Std./4mal Cytosin-Arabinosid 1,6 mg/kg/12 Std./10mal nach 10 Tagen: Etoposid 1,5 mg/kg/24 Std./5mal	3 (2)	3	1
AMoL unreif- zellig	20–65	10	Daunomycin 1,5 mg/kg/24 Std./4 (5)mal Cytosin-Arabinosid 1,6 mg/kg/12 Std./10mal nach 10 Tagen: Etoposid 1,5 mg/kg/24 Std./5mal	1 (3)	5	4

AMoL = akute monozytäre Leukämie, AMML = akute myelomonozytäre Leukämie.
CR = komplette Remission, PR = partielle Remission, VS = Therapieversager.
Remissionsdauer in Monaten: (1) 9, 8, 6, 5; (2) 11, 9, 6; (3) 4.

Für die Therapie monozytärer Leukämien wurden durch die Arbeit von *Tobelem* und *Mitarbeitern* aus der Gruppe von *Jacquillat* (13, 14) besondere Maßstäbe gesetzt. Diese Autoren erreichten mit einer Monotherapie von täglich 200 mg Rubidazon intravenös durch 5 Tage in 75% der monozytären Leukämien komplette Remissionen. Es ist festzustellen, daß das Patientengut dieser Untersuchung auch anhand zytochemischer Kriterien gewählt wurde. Die von *Bernasconi* und *Mitarbeitern* (3) mitgeteilten und auch vereinzelt von anderen Autoren erzielten Remissionsraten von 50 bis 70% unter der Verwendung von Etoposid erscheinen als sehr vielversprechende therapeutische Maßnahme neben der Behandlung mit Rubidazon. Weitere kontrollierte Studien, nach Möglichkeit an verschiedenen Zentren gleichzeitig durchgeführt, sind jedoch notwendig, um eine weitere Verbesserung der therapeutischen Resultate und ihre Objektivierung zu erzielen.

Von uns werden derzeit orientierende Untersuchungen mit 2 Therapieschemata durchgeführt, von denen das eine in der alternierenden Gabe von Daunorubicin 50 bis 70 mg/m² an den Tagen 1 und 3 und Etoposid 100 bis 140 mg/m² an den Tagen 2 und 4 besteht. Das zweite Therapieschema besteht in der sequentiellen Anwendung von Daunorubicin 50 bis 60 mg/m² an den Tagen 1 bis 4, kombiniert mit Cytosin-Arabinosid 1,5 mg/kg 12stündlich an den Tagen 1 bis 5; diesem Therapiestoß folgt nach 10 bis 14 Tagen ein weiterer Stoß, bestehend aus Etoposid 120 mg/m² an den Tagen 1 bis 4, kombiniert mit Oncovin 2 mg intravenös am Tag 3. Das Etoposid wird ebenfalls intravenös verabreicht.

Die Zahl der bisher behandelten Patienten ist allerdings zu klein, um die Überlegenheit dieses therapeutischen Vorgehens unter Beweis zu stellen.

Zusammenfassung

Die Chemotherapie monozytärer Leukämien erscheint durch mehrere Faktoren kompliziert, z.B. Lebensalter der Patienten, Komplikationen wie Nierenschäden, Gerinnungsstörungen, Organinfiltrate. Ein wesentlicher Punkt ist die exakte Erkennung monozytärer Leukämien und die wie in unserem Material wichtige Unterscheidung in reifzellige und unreifzellige Formen. Besonders wichtig ist die Neigung zu Infiltrationen und damit das Einwandern leukämischer Leukozyten in Sanktuarien, in denen sie die Chemotherapiestöße weitgehend geschützt überdauern können. Wahrscheinlich sind die kurzen Remissionen bei monozytären Leukämien auf diese biologischen Besonderheiten zurückzuführen. Infiltrationen von Haut, Myokard, Nieren und toxische Schädigung von Tubulusepithelien können zu weiteren klinischen Komplikationen führen. Etoposid hat sich sowohl in der Monotherapie als auch in der Kombinationstherapie in der Behandlung monozytärer Leukämien bewährt, und entsprechend den Unterlagen der Literatur sind Remissionen in etwa 50 bis 60% der Fälle zu erwarten.

Literatur

1. *Bennet, J. M., Catovsky, D., Daniel, M. T., Flandrin, G., Galton, D. A. G., Granlnick, H. R., Sultan, C.:* Proposals for the classification of acute leukaemias. French American British (FAB) Cooperative Group. Brit. J. Haematol. *33,* 451–458 (1976).
2. *Bernasconi, C., Lazzarino, M., Salvaneschi, L., Morra, E., Canevari, A., Catelli, G., Ogier, C.:* Acute monocytic and myelomonocytic leukemias. Frequency and therapy. In: Therapy of acute leukemias (*Mandelli, F.,* Hrsg.), S. 352. Rom: Lombardo, 1979.
3. *Bernasconi, C., Lazzarino, M., Morra, E., Salvaneschi, L., Canevari, A., Catelli, G., Brusamolino, E., Alessandrino, E. P., Isernia, P., Pagnucco,*

G., Orlandi, E.: Etoposide (VP16.213) in the treatment of acute monocytic and myelomonocytic leukemias. Chemioterapia *1*, 181–185 (1982).

4. *Brun, B., Vernant, J. P., Reyes, F., Rochant, H., Imbert, M., Tulliez, M., Sultan, C., Dreyfus, B.*: Leucémie aigue monoblastique. Aspects cliniques et thérapeutiques de 20 cas. Ann. Med. Interne (Paris) *127*, 807 (1976).
5. *Huhn, D., Schmalzl, F., Demmler, K.*: Monozytenleukämie. Licht- und elektronenmikroskopische Morphologie und Zytochemie. Dtsch. med. Wschr. *96*, 1594 (1971).
6. *Löffler, H., Gunzer, U.*: Erfahrungen mit VP16-213 bei Monozytenleukämie. In: Erkrankungen der Myelopoese (*Stacher, A., Höcker, P.*, Hrsg.), S. 221. München-Berlin-Wien: Urban & Schwarzenberg. 1976.
7. *Mathé, G., Schwarzenberg, L., Pouillart, P., Oldham, R., Weiner, R., Jasmin, C., Rosenfeld, C., Hayat, M., Misset, J. L., Musset, M., Schneider, M., Amiel, J. L., DeVassal, F.*: Two epipodophyllotoxin derivatives, VM 26 and VP16-213, in the treatment of leukemias, hematosarcomas, and lymphomas. Cancer *34*, 985 (1974).
8. *McKenna, R. W., Bloomfield, C. D., Dick, F., Nesbit, M. E., Brunning, R. D.*: Acute monoblastic leukemia: Diagnosis and treatment of ten cases. Blood *46*, 481–494 (1975).
9. *Schmalzl, F.*: Unreifzellige Monozytenleukämie. Blut *22*, 157 (1971).
10. *Schmalzl, F., Braunsteiner, H.*: The application of cytochemical methods to the study of acute leukemia. Acta Haematol. (Basel) *45*, 209 (1971).
11. *Schmalzl, F., Clara, E.*: Valore prognostico della citochimica e microscopia elettronica nella classificazione delle leucemie acute. Riv. Med. *94*, 35–39 (1979).
12. *Schmalzl, F., Abbrederis, K.*: Akute monozytäre Leukämien. In: Aktuelle Therapie bösartiger Blutkrankheiten (*Scheurlen, P. G., Pees, H. W.*, Hrsg.). Berlin-Heidelberg-New York: Springer. 1982.
13. *Tobelem, G., Jacquillat, G., Chastang, C., Auclerc, M. F., Lechevallier, T., Weil, M., Daniel, M. T., Flandrin, G., Harrousseau, J. L., Schaison, G., Boiron, M., Bernard, J.*: Acute monoblastic leukemia: a clinical and biologic study of 74 cases. Blood *55*, 71 (1980).
14. *Weil, M., Jacquillat, C., Tobelem, G.*: Therapy of acute monoblastic leukemia. In: Disorders of the Monocyte-Macrophage System (*Schmalzl, F., Huhn, D., Schaefer, H. E.*, Hrsg.). Berlin-Heidelberg-New York: Springer. 1982.

Etoposid (VP 16-213)
in der Therapie
maligner Erkrankungen
Herausgeber: J. Schwarzmeier E. Deutsch K. Karrer
Springer-Verlag Wien New York 1984

VP 16-213 in der Behandlung akuter myeloischer Leukämien bei Erwachsenen

D. Lutz, O. Krieger, R. Waldner und **G. Linemayr**

III. Medizinische Abteilung und Ludwig Boltzmann-Institut
für Leukämieforschung und Hämatologie (Leiter: Prof. Dr. *A. Stacher*)
im Hanusch-Krankenhaus, Wien

Das aus Podophyllinextrakten (Podophyllum peltatum bzw. Podophyllum emodi) isolierte Podophyllotoxin ist seit mehreren Jahrzehnten als aktiver Mitoseblocker bekannt (1, 2). Aufgrund seiner ausgeprägten Toxizität mußten für eine klinische Verwendung weniger toxische Derivate entwickelt werden. Bei den semisynthetischen Glukosidverbindungen VP16-213 (Etoposid) und VM 26 (Teniposid) blieb einerseits die zytotoxische Wirkung erhalten, andererseits zeigten sie eine bessere Verträglichkeit, sodaß von ihnen klinisch ein hoher therapeutischer Index erwartet werden konnte (3, 4, 5). Der molekulare Wirkungsmechanismus von VP16-213, der für den zytotoxischen Effekt verantwortlich ist, konnte bis heute nicht endgültig aufgeklärt werden. Eine Hemmung des Nukleosidtransports in die Zelle sowie eine Hemmung der DNS- und RNS-Synthese wurden beobachtet. Die Synthesehemmung von spezifischen Proteinfaktoren der G_2-Phase dürfte mit der prämitotischen Blockierung von Zellen im Zellzyklus im Zusammenhang stehen. Die zytozide Wirkung von Etoposid ist auf Zellen der S- und G_2-Phase am größten (6, 8). An einer Reihe von Tiertumoren konnte VP16-213 als wirksames Zytostatikum ausgewiesen werden, wobei eine mehrmalige Applikation der einmaligen Verabreichung überlegen war (3). Unter Berücksichtigung der Ergebnisse präklinischer und klinischer Toxizitätsstudien hat sich die intravenöse Applikation von VP16-213 in einer Dosis von 60 bis 120 mg/m^2 an 3 bis 5 aufeinanderfolgenden Tagen in 3- bis 4wöchigen Abständen angeboten (9, 10).

Von klinischem Interesse ist auch der „mehr als additive" Effekt von VP16-213 mit Cyclophosphamid und BCNU bei der L1210-Leukämie. Im gleichen Tiermodell konnte auch eine synergistische Wirkung mit Cytosin-Arabinosid nachgewiesen werden. Die synergistische Wirkung von Vepesid mit Cis-Platin konnte auch bei anderen Tiertumoren (P 388 und B16-Melanom) beobachtet werden (11).

Die Ergebnisse zahlreicher Phase-I/II-Studien (12–18) bestätigen eine zum Teil erfolgreiche Wirkung von VP16-213 bei akuten Leukämien (Tab. 1). 22 von 166 Patienten mit einem Rezidiv und/oder the-

Tabelle 1. *VP16-213-Monotherapie bei akuter Leukämie**

	Pat. (n)	Remission	
		(n)	(%)
AML			
M_{1-3}	71	5	7%
M_{4+5}	56	17	30%
ALL			
L_{1-3}	39	0	0
AL	166	22	13%

* *Mathé, G.*, und *Mitarbeiter,* 1974; *Smith, I. E.*, und *Mitarbeiter,* 1976; EORTC 1973; *Cavalli, F.*, und *Mitarbeiter,* 1975; *Rivera, G.*, und *Mitarbeiter,* 1975; *Bernasconi, C.*, und *Mitarbeiter,* 1976; *Chard, R. L.*, und *Mitarbeiter,* 1979.

rapieresistenter akuter Leukämie erreichten unter einer VP16-213-*Monotherapie* eine komplette Remission. Die höchste Remissionsrate (30%) wurde bei akuten myelomonozytären Leukämien und Monoblastenleukämien erzielt (FAB: $M_4 + M_5$). Bei den rein myeloischen Leukämien (FAB: M_{1-3}) erreichten nur 7% der Patienten eine Remission; bei sämtlichen Patienten mit akuter lymphatischer Leukämie konnte keine einzige Remission beobachtet werden. Die Aussagekraft dieser Ergebnisse sollte vorsichtig beurteilt werden, da bei den meisten Patienten die Art der Vorbehandlung nicht angegeben wurde. Außerdem erhielten die Patienten unterschiedliche Dosierungsschemata. Im allgemeinen wurde zwischen 3 und 5 Tagen 50 bis 250 mg/m² VP16-213 täglich intravenös oder peroral verabreicht. Bei Anwendung der höheren Dosierungen konnten keineswegs bessere Resultate erzielt werden. In Einzelfällen wurde eine komplette Remission erreicht, ohne daß die zytotoxische Therapie von VP16-213 eine Knochenmarksaplasie induzierte. Dosislimitierend waren in erster Linie schwere Stomatitiden.

Wir haben 6 Patienten (5 Frauen, 1 Mann; 33 bis 64 Jahre alt, mittleres Alter: 57 Jahre) mit myelomonozytärer Leukämie (2mal) oder Monoblastenleukämie (4mal), bei denen mit dem TAD-Schema keine Remission erzielt werden konnte, mit VP16-213 als Monotherapie behandelt. Die Patienten erhielten 60 bis 75 mg/m² Etoposid alle 12 Stunden durch 5 Tage hindurch (10 Applikationen). Obwohl bei allen Patienten eine ausreichende Blastenreduktion (im peripheren Blutbild) erreicht wurde, kamen nur 2 Patienten in eine kurzfristige Teilremission. Eine komplette Remission konnte nicht erzielt werden. Obwohl wir bisher nur wenige Patienten behandelten, soll dennoch darauf hingewiesen werden, daß die in der Literatur berichteten Beobachtungen (komplette Remissionen mit VP16-213-Monotherapie bei Rezidiven und/oder therapieresistenten FAB: M_4+M_5) nicht reproduziert werden konnten. Dies dürfte vor allem auf die vorhergehende hochdosierte zytostatische Chemotherapie (TAD-Schema) bei unseren Patienten zurückzuführen sein. Bei Patienten, die mit der TAD-Behandlung in keine Remission gebracht wurden, ist mit jeder anderen Therapie zweiter Wahl ungleich schwerer eine Remission zu erzielen als bei Patienten, die eine niedrig dosierte zytostatische Therapie als Erstbehandlung erhielten.

Aufgrund des zytoziden Effekts von VP16-213 bei akuten myelomonozytären Leukämien und Monoblastenleukämien sowie der synergistischen Wirkung mit Antimetaboliten (Cytosin-Arabinosid) hat sich eine *Kombinationstherapie* bei prognostisch ungünstigen (= älteren) Patienten angeboten. Wir behandelten 9 Patienten (4 Frauen, 5 Männer; 43 bis 67 Jahre, mittleres Alter: 60 Jahre; 5mal M_4, 4mal M_5) mit Vepesid + Cytosin-Arabinosid + Thioguanin als Ersttherapie zur Remissionsinduktion. Etoposid wurde durch 3 bis 5 Tage (60 bis 75 mg/m² alle 12 Stunden) als Kurzinfusion (15 bis 30 Minuten) appliziert. Cytosin-Arabinosid (100 mg/m² täglich) wurde als Dauerinfusion und Thioguanin (100 mg/m² täglich) peroral durch 5 bis 7 Tage verabreicht.

Bei 3 der 9 Patienten konnte eine komplette Remission (Dauer: 6 bis 16+ Monate) erzielt werden (Tab. 2). 6 Patienten verstarben in der aplastischen Phase an einer Sepsis und/oder Blutung. Die vorläufigen Ergebnisse erlauben keine Korrelation mit der Dauer der verabreichten Therapie. Im Vergleich mit etablierten Therapieformen (TAD) kann von einer Kombination Vepesid + Antimetaboliten (Cytosin-Arabinosid + Thioguanin) allein ohne Anthrazyklinderivat jedoch kaum eine Verbesserung der Ergebnisse auch bei prognostisch ungünstigen Patientengruppen (ältere Patienten mit FAB: M_4+M_5) erwartet werden.

Im Laufe der letzten 3 Jahre haben wir bei 54 Erwachsenen mit akuter myeloischer Leukämie eine Remissionsinduktionstherapie mit dem TAD-Schema mit oder ohne Etoposid durchgeführt. 21 Patienten (11 Frauen, 10 Männer; 18 bis 74 Jahre, mittleres Alter: 48 Jahre) wurden nach dem TAD-Schema allein behandelt. 33 Patienten (22 Frauen, 11 Männer; 16 bis 77 Jahre, mittleres Alter: 50 Jahre) erhielten zusätz-

Tabelle 2. *VP 16-213 in Kombination mit Cytosin-Arabinosid (CAR) und Thioguanin (TG) als Induktionstherapie bei akuter myelomonozytärer Leukämie und Monoblastenleukämie*

Pat.	Geschl.	Alter (Jahre)	FAB	Zytogen. Befund	VP 16/ CAR+TG (Tage)	Therapie-Ergebnisse
1	♂	66	M_4	N.D.	3/5	Versager
2	♀	62	M_4	K.M.	3/7	Remission (16+Mo.)
3	♂	53	M_4	AN	3/7	Remission (10 Mo.)
4	♂	61	M_4	AA	4/5	Versager
5	♂	43	M_5	N.D.	4/7	Versager
6	♀	62	M_5	AA	4/7	Versager
7	♂	67	M_4	N.D.	5/5	Versager
8	♀	64	M_5	N.D.	5/7	Remission (6 Mo.)
9	♀	63	M_5	NN	5/7	Versager

Tabelle 3. *Therapieergebnisse bei Erwachsenen mit AML in Abhängigkeit von der FAB-Klassifikation (TAD vs. VP+TAD)*

	Pat. (n)	♀/♂	Alter (Jahre)	Remission (n)	Remission (%)
M_{1-3}					
TAD	11	6/5	53	7	64%
VP+TAD	18	13/5	47	11	61%
M_{4+5}					
TAD	10	5/5	42	5	50%
VP+TAD	15	9/6	54	8	53%
M_{1-5}					
TAD	21	11/10	48	12	57%
VP+TAD	33	22/11	50	19	58%

lich vom Tag 1 bis 3 12stündlich 60 bis 75 mg/m² Etoposid (6 Applikationen). Die Remissionsrate (57 bzw. 58%) war bei beiden Therapieschemata gleich hoch (Tab. 3). Selbst unter Berücksichtigung der zytomorphologischen Untergruppen konnte weder bei den rein myeloischen Leukämien (FAB: M_{1-3}) noch bei den myelomonozytären Leukämien und Monoblastenleukämien (FAB: M_4+M_5) ein signifikanter Unterschied in der Remissionsrate beobachtet werden. Es soll aber darauf hingewiesen werden, daß die mit TAD + Etoposid behandelte Patientengruppe mit einem FAB: M_4+M_5-Typ wesentlich älter war als die mit TAD allein behandelte Patientengruppe (mittleres Alter: 54 Jahre vs. 42 Jahre). Diese Tatsache läßt indirekt darauf schließen, daß bei Patienten mit einem FAB: $M_4 + M_5$-Typ die zusätzliche Applikation von Etoposid zum TAD-Schema eine Verbesserung der Ergebnisse erzielen könnte. Vergleicht man aber die gesamten Ergebnisse (FAB: M_{1-5}) in Abhängigkeit vom Alter der Patienten, so findet sich kein signifikanter Unterschied zwischen den beiden Therapieschemata innerhalb der jüngeren oder älteren Patientengruppe (Tab. 4).

Tabelle 4. *Therapieergebnisse bei Erwachsenen mit AML in Abhängigkeit vom Alter (TAD vs. VP+TAD)*

	Pat. (n)	♀ / ♂	Alter (Jahre)	Remission	
				(n)	(%)
< 50 Jahre					
TAD	10	5/ 5	31 (16–43)	7	70%
VP+TAD	14	7/ 7	33 (17–46)	11	79%
Σ	24	12/12	32	18	75%
> 50 Jahre					
TAD	11	6/ 5	63 (52–77)	5	45%
VP+TAD	19	15/ 4	63 (51–75)	8	42%
Σ	30	21/ 9	63	13	43%

Die Dauer der aplastischen Phase nach dem TAD-Schema wurde durch die zusätzliche Applikation von VP 16-213 nicht wesentlich verlängert. Auffallend war jedoch das häufigere Auftreten von gastrointestinalen Nebenwirkungen (Enterokolitis). Ob diese Beschwerden aufgrund medikamentös bedingter toxischer Nebenwirkungen oder aufgrund leukämischer Zellinfiltrate der Darmschleimhaut bedingt sind, kann im Einzelfall klinisch oft nicht exakt diagnostiziert werden. Bei den 13 in der aplastischen Phase verstorbenen Patienten wurde autoptisch bei 6 Patienten eine nekrotisierende Enterokolitis gesehen (2 Patienten nach TAD, 4 Patienten nach VP+TAD).

Zusammenfassend kann gesagt werden, daß Etoposid als Monotherapie oder in Kombination mit Antimetaboliten (in dem hier angegebenen Schema!) keine ausreichende Therapieform in der Behandlung Erwachsener mit akuter myeloischer Leukämie darstellt. Andererseits sprechen gute Ergebnisse von *Bernasconi* (71% komplette Remissionen bei akuten Monoblastenleukämien) dafür, daß eine intensivierte Behandlung mit Etoposid (5 aufeinanderfolgende Tage hindurch 12stündlich

1,5 mg Etoposid pro Kilogramm Körpergewicht in 5- bis 10tägigen Abständen) auch als Monotherapie ausgezeichnete Ergebnisse erzielt (19). Ebenso war VP16-213 in Kombination mit anderen Antimetaboliten (5-Azazytidin) bei Kindern mit akuter myeloischer Leukämie wirksam (20). Die bisher besten Ergebnisse in der Behandlung von AML-Rezidiven wurden mit einer Kombination, bestehend aus VP16-213 + Cytosin-Arabinosid + Vincristin + Vinblastin (A-Triple-V) berichtet (21). Diese unterschiedlichen Therapieformen zeigen, daß Dosierung, Dauer und Kombinationsform einer optimalen Etoposidtherapie bei akuten Leukämien bis heute noch nicht bekannt sind.

VP16-213 hat in Kombination mit einem allgemein anerkannten Induktionsschema (TAD) bei akuten myeloischen Leukämien keine signifikante Verbesserung der Ergebnisse gebracht. Dies gilt vor allem für die rein myeloischen Leukämien (FAB: M_{1-3}). In der prognostisch schlechteren Gruppe der myelomonozytären Leukämien und der Monoblastenleukämien konnte jedoch mit VP16-213 + TAD die gleiche Remissionsrate erzielt werden wie in der prognostisch besseren Patientengruppe, die mit TAD allein behandelt wurde.

Literatur

1. *King, L., Sullivan, M.:* Similarity of effects of podophyllin and colchicine and news in treatment of condyloma accuminata. Science *104,* 244–245 (1946).
2. *Kelly, M. G., Hartwell, J. L.:* The biological effects and the chemical composition of podophyllin. A review. J. nat. Cancer Inst. *14,* 946–1010 (1954).
3. *Dombernowsky, P., Nissen, N. I.:* Schedule dependency of the antileukemic activity of the podophyllotoxin-derivative VP16-213 (NSC 141540) in L1210 leukemia. Acta path. microbiol. scand. *A81,* 715–724 (1973).
4. *Keller-Juslen, C., Kuhn, M., v. Wartburg, A., Stähelin, H.:* Synthesis and antimitotic activity of glycoside lignan derivatives related to podophyllotoxin. J. Med. Chem. *14,* 936–940 (1971).
5. *Stähelin, H.:* Activity of a new glucoside lignan derivative (VP16-213) related to podophyllotoxin in experimental tumors. Eur. J. Cancer *9,* 215–221 (1973).
6. *Grieder, A., Maurer, R., Stähelin, H.:* Comparative study of early effects of epipodophyllotoxin-derivatives and other cytostatic agents on mastocytoma cultures. Cancer Res. *37,* 2998–3005 (1977).
7. *Loike, J. D., Horwitz, S. B.:* Effects of podophyllotoxin and VP16-213 on microtubule assembly in vitro and nucleoside transport in Hela cells. Biochem. J. *15,* 5435–5442 (1976).
8. *Drewinko, B., Barlogie, B.:* Survival and cycle-progression delay of human lymphoma cells in vitro exposed to VP16-213. Cancer Treat. Rep. *60,* 1295–1306 (1976).

9. *Schmoll, H. J.:* Etoposide Monoaktivität. Review. Aktuelle Onkologie *4,* 25–38 (1981).
10. *Cavalli, F.:* VP16-213 (Etoposide): A critical review of its activity. Chemioterapia *1,* 102–107 (1982).
11. *Achterrath, W., Niederle, N., Raettig, R.:* Etoposid – Chemie, präklinische und klinische Pharmakologie. Aktuelle Onkologie *4,* 1–15 (1981).
12. *Mathé, G., Schwarzenberg, L., Pouillart, P., Oldham, R., Weiner, R., Jasmin, C., Rosenfeld, C., Hayat, M., Misset, J. L., Musset, M., Schneider, M., Amiel, J. L., De Vassal, F.:* Two epipodophyllotoxin derivatives VM 26 and VP16-213, in the treatment of leukemias, hematosarcomas and lymphomas. Cancer *34,* 985–992 (1974).
13. *Smith, I. E., Gerken, M. E., Clink, H., McElwain, T. J.:* VP16-213 in acute myelogenous leukemia. Post-grad. Med. J. *52,* 66–70 (1976).
14. EORTC: Epidophyllotoxin VP16-213 in the treatment of acute leukemias, haematosarcomas and solid tumors. Brit. Med. J. *3,* 199–202 (1973).
15. *Cavalli, F., Ryssel, H. J., Batz, K., Sonntag, R. W., Brunner, K. W.:* Erste Resultate mit dem Epipodophyllotoxin-Derivat VP16-213 bei der Behandlung akuter Leukämien. Schweiz. med. Wschr. *105,* 250–253 (1975).
16. *Rivera, G., Avery, T., Pratt, C.:* 4'-demethylepipodophyllotoxin 9-(4,6-0-2-thenylidene-β-D-glucopyranoside) (NSC-122819; VM 26) and 4'-demethylepipodophyllotoxin 9-(4,6-0-ethylidene-β-D-glucopyranoside) (NSC-141540; VP-16-213) in childhood cancer: preliminary observations. Cancer Chemother. Rep. *59,* 743–749 (1975).
17. *Bernasconi, C., Lazzarino, M., Morra, E.:* Myeloproliferatives Syndrom, Polyzythämie. In: Erkrankungen der Myelopoese (*Stacher, A., Höcker, P.,* Hrsg.), S. 224–227. München-Berlin-Wien: Urban & Schwarzenberg. 1976.
18. *Chard, R. L., Krivit, W., Bleyer, W. A., Hammond, D.:* Phase III study of VP16-213 in childhood malignant disease: a children's cancer study group report. Cancer Treat. Rep. *63,* 1755–1759 (1979).
19. *Bernasconi, C., Lazzarino, M., Morra, E., Salvaneschi, L., Canevari, A., Castelli, G., Brusamolino, E., Alessandrino, E. P., Isernia, P., Pagnucco, G., Orlandi, E.:* Etoposide (VP16-213) in the treatment of acute monocytic and myelomonocytic leukemias. Chemioterapia *1,* 181–185 (1982).
20. *Look, A. T., Dahl, G. V., Kalwinsky, D., Senzer, N., Mason, C., Rivera, G.:* Effective remission induction of refractory childhood acute nonlymphocytic leukemia by VP16-213 plus azacytidine. Cancer Treat. Rep. *65,* 995–999 (1981).
21. *Sauter, Ch., Fehr, J., Frick, P., Gmür, J., Honegger, H., Martz, G.:* Acute myelogenous leukemia–successful treatment of relapse with cytosine arabinoside, VP16-213, vincristine and vinblastin (A-Triple-V). Eur. J. Cancer Clin. Oncol. *18,* 733–737 (1982).

Etoposid (VP 16-213)
in der Therapie
maligner Erkrankungen
Herausgeber: J. Schwarzmeier E. Deutsch K. Karrer
Springer-Verlag Wien New York 1984

VP 16.213 in the Treatment of Acute and Chronic Leukaemias

R. Willemze

Leiden Universital Medical Centre, Leiden, The Netherlands

Introduction

Acute leukaemia is a heterogenous group of diseases with regard to cytological criteria but also with regard to the clinical course and treatment.

Cytological criteria have been defined by the F.A.B. cytology group (Table 1).

Table 1. *Classification of Acute Myelogenous Leukaemia*

M_1:	Myeloblastic leukaemia without maturation
M_2:	Myeloblastic leukaemia with maturation
M_3:	Promyelocytic leukaemia
M_4:	Myelomonocytic leukaemia
M_{5a}:	Monoblastic leukaemia
M_{5b}:	Monocytic leukaemia
M_6:	Erythro leukaemia

Specific treatment protocols are available for a variety of subtypes of acute leukaemia. Standard treatment with cytosine arabinoside and an anthracycline have been employed in the subtypes M_1, M_2, M_4, and M_5, whereas daunorubicin has been advocated as specific treatment for acute promyelocytic leukaemia with diffuse intravascular coagulation. Acute lymphoblastic leukaemia has been treated with combinations of vincristine, prednison and anthracycline. Recently VP 16.213 has been proposed for monocytic leukaemia (M_4 and M_5).

This paper aims to give a short overview on the value of VP 16.213 in the treatment of acute leukaemia.

In the literature VP 16.213 has been administered intravenously by short infusion (±1 hour), or orally. The dosages range from 100 to 300 mg/m² 1 to 2 times d.d. for 3 to 7 days. The oral dosage is approximately 2 times as high as the intravenous dosage. With these schedules side effects are myelosuppression, gastrointestinal effects (diarrhoea, vomiting, nausea, stomatitis), alopecia, fever, chills, bronchospasm, and hypotension following rapid infusion.

Single Chemotherapy with VP16.213

The experiences with VP16.213 monotherapy in the treatment of acute myelomonocytic (M_4) and monoblastic (M_5) leukaemia in adult patients are shown in Table 2 and 3. Most of the patients with

Table 2. *Treatment Results with VP16.213 alone in Acute Myelomonocytic Leukaemia (M_4)*

	No. Pts.	Schedule	CR*	Median Duration of Remission
Cavalli (1982)	18	VP16	7	?
EORTC (1973)	4	VP16	2	?
Mathé (1974)	10	VP16	2	?
Total	32	VP16	11 (32%)	?

* CR = Number of patients who reached complete remission.

Table 3. *Treatment Results with VP16.213 alone in Acute Monoblastic Leukaemia (M_5)*

	No. Pts.	Schedule	CR*	Median Duration of Remission
EORTC (1973)	4	VP16	2	?
Mathé (1974)	6	VP16	3	?
Leiden experience	9	VP16	3	5 months
Bernasconi (1982)	14	VP16	10	6 months
Total	33	VP16	18 (54%)	5 to 6 months

* CR = Number of patients who reached complete remission.

AML-M_4 were heavily pretreated with standard drugs like cytosine arabinoside and anthracyclines. For comparison results of treatment of AML-M_5 patients with other drugs than VP16.213 are shown in Table 4. VP16.213 has almost no effect in acute lymphoblastic leukaemia and acute myeloid leukaemia of the M_{1-3} subtypes.

Table 4. *Treatment Results in Acute Monoblastic Leukaemia (M_5) Using Combination Chemotherapy*

	No. Pts.	Schedule	CR*	Median Duration of Remission
Bloomfield (1975)	10	DAUNO/VCR/ PREDN/ARA-C	5	5 months
EORTC (LAM-5)	13	ARA-C/VCR/ADRIA	10	9.5 months
Total	23		15 (65%)	5 to 9.5 months

* CR = Number of patients who reached complete remission.
DAUNO = Daunorubicine, VCR = Vincristine, PREDN = Prednison, ARA-C = Cytosine Arabinoside, ADRIA = Adriamycine.

From these data it can be concluded that VP16.213 as single drug is very effective in AML-M_5 although duration of remission is rather short. Activity has been shown in the myelomonocytic form (M_4) of AML although the exact value of VP16.213 is definitely not yet known.

VP16.213 in Combination with Other Drugs

VP16.213 in combination with cytosine arabinoside and an anthracycline has been tried out in previously untreated patients with AML-M_4 (Table 5).

Comparison of these data with some treatment protocols without VP16.213 such as the LAM 5 protocol of the EORTC Leukaemia and Haematosarcoma Study Group does not yet show any advantage of the addition of VP16.213. Randomized trials comparing treatment

Table 5. *Treatment Results in Acute Myelomonocytic Leukaemia (M_4) Using VP16.213 in Combination with Other Drugs*

	No. Pts.	Schedule	CR*	Median Duration of Remission
Bernasconi (1982)	26	VP16 + A + AraC	17	4.5 months
Jacobs (1975)	16	VP16 + A + AraC	8	?
Bern (1982)	16	VP16 + A + AraC	13	?
	58		38 (65%)	?

* CR = Number of patients who reached a complete remission.
A = an Anthracycline derivate, AraC = Cytosine arabinoside.

schedules plus or minus VP16.213 are needed to prove the value of VP16.213 in patients with myelomonocytic and monoblastic leukaemias.

VP16.213 in Chronic Monocytic Leukaemia

Indications for treatment of chronic monocytic leukaemia are pancytopenia, tumorous development etc.

In 5 of those patients (ages 25 to 75 years) we administered VP16.213 100 mg/m^2 orally, 1 to 2 times weekly.

All patients responded favourably, although in 2 of them the oral administration had to be changed in intravenous administration because of severe vomiting.

Although no complete remissions were obtained, control of the disease was evident for 1 to 2 years.

Conclusions

VP16.213 is an active drug in acute monoblastic leukaemia (M_5) and may play a role in acute myelomonocytic leukaemia (M_4).

It is a good alternative in the management of chronic monocytic leukaemia.

However, optimal advantage of the application of VP16.213 is not yet known.

References

1. *Bernasconi, C., et al.:* Etoposide (VP16.213) in the treatment of acute monocytic and myelomonocytic leukaemias. Chemioterapia *1,* 181–186 (1982).
2. *Bern, M. M., et al.:* Age stratified chemotherapy with up front VP16.213, for acute non-lymphoblastic leukaemia. Blood *60* (Suppl.), 151a (1982).
3. *Cavalli, F.:* VP16.213: a critical review of its activity. Chemioterapia *1,* 102–108 (1982).
4. *European Organization for Research on the Treatment of Cancer, Clinical Screening Group:* Epipodophyllotoxin VP16.213 in Treatment of Acute Leukaemia, Haematosarcomas, and Solid Tumours. Brit. Med. J. *3,* 199–202 (1973).
5. *Jacobs, P., et al.:* VP16.213 in acute non-lymphoblastic leukaemia. Brit. Med. J. *1,* 396 (1975).
6. *Mathé, G., et al.:* Two epipodophyllotoxin derivatives, VM26 and VP16.213 in the treatment of leukemias, hematosarcomas, and lymphomas. Cancer *34,* 985–992 (1974).
7. *McKenna, R. W., et al.:* Acute monoblastic leukemia: diagnosis and treatment of ten cases. Blood *46,* 481–494 (1975).

Etoposid (VP 16-213)
in der Therapie
maligner Erkrankungen
Herausgeber: J. Schwarzmeier E. Deutsch K. Karrer
Springer-Verlag Wien New York 1984

Cyclophosphamid – Etoposid in der Behandlung akuter myeloischer Leukämien und der Blastenkrise der chronisch myeloischen Leukämie

M. Fuhrmann

I. Medizinische Universitätsklinik, Wien (Vorstand: Prof. Dr. Dr. h.c. *E. Deutsch*)

1980 gaben *Hurd* und *Mitarbeiter* an, daß sie bei 6 Patienten mit refraktärer akuter myeloischer Leukämie durch eine Kombinationstherapie mit Etoposid und Endoxan® eine hohe Remissionsquote erzielen konnten (1). 4 von 6 behandelten Patienten erreichten eine komplette Remission mit einer Remissionsdauer bis zu 9 Monaten. Remissionen wurden in erster Linie bei den Subtypen M_4 und M_5, die eine monozytäre Differenzierung aufweisen, erzielt. Hohe Remissionsraten mit Etoposid-hältigen Zytostatikakombinationen bei monozytär differenzierten Leukämien wurden bereits berichtet (2, 3, 4). Auch ein Patient mit M_1, der eine komplette Remission erreichte, hatte ein erhöhtes Lysozym.

Aufgrund dieser günstigen Ergebnisse entschlossen wir uns, diese Kombination in bestimmten Fällen bei Patienten mit AML und Blastenkrise der CML einzusetzen.

Dieses Therapieschema wurde unter folgenden Bedingungen eingesetzt:

1. Patienten mit AML:
   die eine Kontraindikation gegen das bei uns übliche Adriamycin/AraC-Schema hatten;
   die nach erfolgter Remission nach dem Adriamycin/AraC-Schema ein Rezidiv erlitten hatten.
2. Patienten in der Blastenkrise einer CML.
3. Patienten mit CMMoL. Über Erfolge bei dieser Erkrankung mit Etoposid wurde ebenfalls bereits berichtet (5).

Das Therapieschema entsprach genau dem von *Hurd* und *Mitarbeitern* angegebenen Schema. Die Patienten erhielten 5 Tage lang 100 mg/m² Vepesid® intravenös als Kurzinfusion und gleichzeitig 5 Tage lang 100 mg/m² Endoxan® intravenös. Dieses Schema wurde frühestens nach 2 Wochen, spätestens nach 4 Wochen, im Mittel nach 3 Wochen wiederholt.

Es war das Ziel, vorwiegend Patienten mit monozytärer Differenzierung der Leukämie zu behandeln, es wurden schließlich aber auch 2 Patienten mit nichtmonozytärer Differenzierung behandelt.

Insgesamt wurden 8 Patienten mit diesem Schema behandelt, davon 5 Patienten mit akuter myeloischer Leukämie, 2 Patienten mit Blastenkrise der CML und 1 Patient mit chronisch myelomonozytärer Leukämie. Von den 5 Patienten mit AML waren nach der FAB-Klassifikation 2 Patienten M_4, 2 Patienten M_5 und 1 Patient M_1.

Alter/Geschlecht	FAB-Typ	Vorbehandlung bei Erstmanifestation	Vorbehandlung bei Relaps
65 ♀	M_4	—	—
58 ♂	M_4	—	—
20 ♀	M_1	7 + 3 + TG POMP (PR)	7 + 3 + TG
53 ♀	M_5	7 + 3 (CR)	7 + 3
32 ♂	M_5	7 + 3 (CR)	—

Abb. 1. Charakterisierung der 5 Patienten mit AML, welche mit Vepesid®/Endoxan® behandelt wurden

2 Patienten wurden bei der Erstmanifestation der Erkrankung behandelt, da wegen kardialer Probleme eine Kontraindikation gegen das 7+3-Schema bestand. Bei 3 Patienten wurde das Vepesid®-Endoxan®-Schema zur Behandlung des Rezidivs verwendet, nachdem vorher durch ein 7+3-Schema eine komplette oder sehr gute partielle Remission erreicht worden war. 2 dieser Patienten erhielten im Rezidiv zunächst ohne Erfolg ein 7+3-Schema, bei 1 Patienten wurde zur Therapie des Relaps das Vepesid®-Endoxan®-Schema eingesetzt (Abb. 1).

Abb. 2 zeigt die Anzahl der verabreichten Zyklen. Zur Remissionsinduktion wurden 1 bis 2 Zyklen verabreicht. 2 Patienten, bei denen eine Remission erzielt worden war, wurden weiterhin in 3- bis 4wöchigen Abständen zur Erhaltung der Remission mit diesem Schema weiterbehandelt.

Die Therapieergebnisse sind in Abb. 3 dargestellt. Beim Patienten 1 konnte nach 2 Induktionszyklen ein M_1-Mark erzielt werden, der Patient befindet sich unter der erwähnten Erhaltungstherapie noch immer in Vollremission. Beim Patienten 2 wurde nach 2 Induktionszyklen nur eine partielle Remission erreicht. Beim Patienten 3 (FAB: M_1) wurde nur eine kurzdauernde Zytoreduktion und keine Remission erreicht.

Pat. Nr.	Induktion	Erhaltung
1	2	2
2	2	–
3	2	–
4	1	–
5	1	2

Abb. 2. Anzahl der verabreichten Zyklen (Vepesid®/Endoxan®) bei AML

Pat.-Nr.		Remissionsdauer	Überlebensdauer ab Diagnosestellung
1	CR (M_1)	4+	5+
2	PR	–	5
3	Kein Ansprechen	–	1
4	Tod in Aplasie	–	1
5	CR (M_1)	1	4

Abb. 3. Remissionsdauer und Überlebenszeit in Monaten bei AML

Pat.-Nr.	Verabreichte Zyklen	Zytoreduktion	Lymphknotenrückbildung	Rückbildung von Hepatomegalie	Rückbildung von Splenomegalie	Rückführung in chronische Phase
1	6	+	++	–	–	–
2	4	+	–	±	±	–
3	2	+	–	±	±	

Abb. 4. Therapieergebnisse bei CML: BC und CMMoL (3)

Alopezia	5/5	(bei 3 nicht beurteilbar)
Mukositis	3/8	(bei allen mild)
Übelkeit	4/8	
Erbrechen	2/8	

Abb. 5. Nichthämatologische Nebenwirkungen

Patient 4 verstarb in Aplasie. Die komplette Remission beim Patienten 5 dauerte nur weniger als ein Monat.

Bei den 2 Patienten, die eine Blastenkrise der CML hatten, und bei 1 Patienten mit einer chronisch myelomonozytären Leukämie wurden 2 bis 6 Zyklen verabreicht.

Bei allen Patienten kam es zu einer mehr oder weniger starken Zellreduktion, in keinem Fall konnte eine Rückführung in die chronische Phase erreicht werden. An Organmanifestationen konnte bei einem Patienten eine Lymphadenopathie günstig beeinflußt werden, bei keinem Patienten kam es jedoch zu einer erheblichen Rückbildung einer Splenomegalie oder Hepatomegalie. 2 der Patienten sind nach 4,5 und 6,5 Monaten nach Therapiebeginn verstorben, 1 Patient lebt 2 Monate nach Therapiebeginn (Abb. 4). Das ist der Patient mit der CMMoL.

Die nichthämatologische Toxizität der von uns verwendeten Vepesid®-Endoxan®-Kombination war verhältnismäßig gering. Eine Alopezie trat bei allen Patienten, die bei Therapiebeginn noch Haare hatten, auf. Eine Mukositis wurde bei 3 von 8 Patienten beobachtet und war bei allen Patienten verhältnismäßig mild. Interessanterweise wurde trotz mehrfacher Gabe bei Patienten mit Blastenkrise niemals eine Mukositis beobachtet. Die Hälfte der Patienten klagte über anhaltende Übelkeit, Erbrechen trat bei 2 der 8 Patienten auf (Abb. 5).

Wir möchten die von uns mit diesem Schema gemachten Erfahrungen folgendermaßen zusammenfassen:

1. Es ist offenbar möglich, mit diesem Schema bei nicht vorbehandelten oder vorbehandelten Patienten mit AML eine komplette Remission zu erreichen.

2. Unsere Daten scheinen die Erfahrungen anderer Untersuchungen zu bestätigen, die eine bessere Wirksamkeit von Vepesid®-hältigen Zytostatikakombinationen bei monozytär differenzierten akuten Leukämien angeben.

3. Fundierte Angaben über Remissionsraten, Remissionsdauer und Wirksamkeit im Vergleich zu anderen Therapieschemata lassen sich aufgrund der kleinen Fallzahl nicht machen.

4. Bei Blastenkrisen, insbesondere bei monozytärer Differenzierung, dürfte ein guter zellreduktiver Effekt durch die Kombination erreicht werden, ohne daß dadurch die Organomegalie und wahrscheinlich auch nicht die Überlebenszeit wesentlich verändert wird.

5. Die nichthämatologische Toxizität dieser zytostatischen Kombination ist relativ gering. Die Therapie kann daher auch ambulant durchgeführt werden.

Die Kombination von Vepesid® und Endoxan® in der von uns verwendeten Dosierung stellt unseres Erachtens in manchen Fällen eine brauchbare Therapiemodalität dar, insbesondere wegen der relativ geringen Toxizität. Weitere Untersuchungen werden zeigen müssen, ob sich diese Kombination als sehr erfolgreich bei der Erstinduktionstherapie oder bei der Therapie des Relaps erweisen wird. Möglicherweise ist die Kombination von Vepesid® mit anderen Zytostatika in der Erstbehandlung von akuten Leukämien (6) oder in der Behandlung des Relapses (7) jedoch wirksamer.

Literatur

1. *Hurd, D., Peterson, B. A., Bloomfield, C. D., McKenna, R. W.:* VP16-213 (VP) and cyclophosphamide (CTX) in the treatment of refractory acute nonlymphocytic leukemia (ANLL) with monocytic features. Proc. AACR and ASCO 21. C-476, 1980.
2. *Mathé, G., Schwarzenberg, L., Pouillart, P., Oldham, R., Weiner, R., Jasmin, C., Rosenfeld, C., Hayat, M., Misset, J. L., Schneider, M., Anniel, J. L., De Vassal, F.:* Two epipodophyllotoxin derivates, VM 26 and VP16-213, in the treatment of leukemias, haematosarcomas and lymphomas. Cancer *34,* 985–992 (1974).
3. EORTC: Epidophyllotoxin VP16-213 in treatment of acute leukemias, haematosarcomas and solid tumors. Brit. Med. J. *3,* 199–202 (1973).
4. *Cavalli, F., Ryssel, H. J., Batz, K., Sonntag, R. W., Brunner, K. W.:* Erste Resultate mit dem Epipodophyllotoxin-Derivat VP16-213 bei der Behandlung akuter Leukämien. Schweiz. med. Wschr. *105,* 250–253 (1975).
5. *Bernasconi, C., Lazzarino, M., Morra, E., Salvaneschi, L., Canevari, A., Castelli, G., Brusamolino, E., Alessandrino, E. P., Isernia, P., Pagnucco, G., Orlandi, E.:* Etoposid (VP16-213) in the treatment of acute monocytic and myelomonocytic leukemias. Chemioterapia *1,* 181–185 (1982).
6. *Bernasconi, C.:* Etoposid (VP16) in the treatment of monocytic leukemias. International Symposium "New Drugs of Cancer Therapy in the Eighties", Rom, 10. und 11. April 1981.
7. *Sauter, Chr., Fehr, J., Frick, P., Gmür, J., Martz, G., Wewerka, J.:* Rezidivbehandlung der akuten myeloischen Leukemie mit AraC, VP16, Vincristin, Vinblastin (A triple V). 49. Jahresversammlung der Schweizerischen Gesellschaft für Innere Medizin, Interlaken, 7. bis 9. Mai 1981, Abstract Nr. 3.

Etoposid (VP 16-213)
in der Therapie
maligner Erkrankungen
Herausgeber: J. Schwarzmeier E. Deutsch K. Karrer
Springer-Verlag Wien New York 1984

VP16-213 (Etoposid) bei Monozytenleukämie (Diskussionsbeitrag)

D. Nitsche

1. Interne Abteilung (Leiter: Doz. Dr. *G. Michlmayr*)
des Krankenhauses der Barmherzigen Schwestern, Linz

3 Patienten mit akuter Monozytenleukämie wurden mit einer zytostatischen Therapie, die VP16 einschloß, behandelt. Das Alter der Patienten betrug 53, 63 und 75 Jahre. Alle 3 Patienten erhielten VP16 per os in einer Dosis von 200 mg/m²/die durch 5 Tage, die beiden jüngeren Patienten in Kombination mit Adriamycin.

Bei einem Patienten, und zwar bei jenem, der VP16 als Monotherapie erhielt, kam es zu einer partiellen Remission, die 6 Monate anhielt; die beiden anderen Patienten sprachen auf diese Therapie nicht an.

Unsere Patientenzahl ist zu klein, um definitive Aussagen machen zu können. Zusammen mit den Ergebnissen der Literatur kann jedoch gesagt werden, daß die schlechte Prognose der monozytären Leukämien in einzelnen Fällen durch die Gabe von VP16 zu verbessern ist.

Etoposid (VP 16-213)
in der Therapie
maligner Erkrankungen
Herausgeber: J. Schwarzmeier E. Deutsch K. Karrer
Springer-Verlag Wien New York 1984

Diskussion

Teilnehmer: *Fuhrmann, Hellriegel, Hofmann, Honetz, Krieger, Lehnert, Lutz, Nitsche, Schmalzl, Schwarzmeier, Seewann, Stacher, Willemze*

Es wird zunächst auf die Problematik einer differenzierten Behandlung der chronisch monozytären und chronisch myelomonozytären Leukämie eingegangen, wobei darauf hingewiesen wird, daß es nicht sinnvoll ist, diese beiden Krankheitsbilder zu trennen. Im Gegensatz zur subakuten myelomonozytären Leukämie finden sich bei den chronischen Formen weniger zytologische Abweichungen und ein protrahierter Krankheitsverlauf, der lange Zeit keine Therapie benötigt. Im Vordergrund der Behandlung stehen zunächst symptomatische Maßnahmen; bei Schüben von Knochenmarksinsuffizienz durch Vermehrung monozytärer Zellen gaben die Autoren *(Schmalzl)* früher niedrig dosiertes AraC, in letzter Zeit wurde jedoch auf Etoposid übergegangen; zusätzlich werden Glukokortikoide verabreicht. In der Folge wird darauf hingewiesen, daß sowohl die chronische als auch die subakute myelomonozytäre Leukämie in ein akutes Stadium übergehen können und diese „sekundäre" Leukämieform immer sehr therapieresistent ist.

Die Frage, warum Etoposid eine besonders gute Wirkung auf monozytäre Leukämiezellen hat, kann von keinem der anwesenden Referenten beantwortet werden.

Ein Teil der Diskussion widmet sich anschließend der Differenzierung von M_4- und M_5-Leukämien und einem eventuell unterschiedlichen Ansprechen auf das TAD-Schema in Kombination mit Etoposid. Es stellt sich heraus, daß hinsichtlich der Remissionsraten kein signifikanter Unterschied zwischen diesen beiden Leukämieformen gefunden wurde. In diesem Zusammenhang wird erwähnt, daß in der angelsächsischen Literatur die monozytäre Leukämie früher von den anderen myeloischen Formen praktisch nicht abgetrennt wurde. Ältere Patienten mit M_4- und M_5-Leukämien zeigten auf Kombinationen von Etoposid und Aclacinomycin ein gutes Ansprechen. Dies wird darauf zurückgeführt, daß im Gegensatz zum aggressiveren TAD-Schema weniger Nebenwirkungen auftraten und weniger Patienten an septischen Komplikationen verloren werden. Die Remissionsdauer ist aber relativ kurz. Damit stimmen die meisten Diskussionsredner überein, wobei betont wird, daß monozytäre Leukämien ganz allgemein und unabhängig davon, welches Chemotherapieschema verwendet wird, deutlich kürzere Remissionszeiten haben als andere myeloische Leukämien.

Die Frage, ob Etoposid nur bei Patienten, die älter als 65 Jahre sind, angewendet werden sollte, kann nicht schlüssig beantwortet werden. Ebenso bleibt unklar, ob für Etoposid eine Monotherapie gerechtfertigt ist; es steht lediglich fest, daß dies keinesfalls in der Primärtherapie geschehen sollte. Selbst bei chronischen myelomonozytären Leukämien wird von vielen Autoren eine Kombinationstherapie bevorzugt, es wird jedoch betont, daß bei dieser Leukämieform wegen der potentiellen Toxizität jede Art von Chemotherapie mit Vorsicht eingesetzt werden sollte.

Obwohl die meisten Referenten und Diskussionsteilnehmer darin übereinstimmen, daß sowohl die Promyelozyten- als auch die Monozytenleukämie besonders empfindlich gegenüber Etoposid sind, wird die Meinung vertreten, daß es noch zu früh ist, um von den bisher bewährten Chemotherapieschemata abzugehen und neue Kombinationen für die Induktionsbehandlung zu verwenden. Dagegen sollte Etoposid in der Zweittherapie einen wesentlichen Platz einnehmen.

Hinsichtlich der Wirkung von Etoposid bei Blastenkrisen der CML stellt sich heraus, daß allgemein noch wenig Erfahrungen bestehen. Unter den hier vorgestellten Fällen befand sich keiner mit einer TdT-positiven Blastenkrise.

Etoposid (VP 16-213)
in der Therapie
maligner Erkrankungen
Herausgeber: J. Schwarzmeier E. Deutsch K. Karrer
Springer-Verlag Wien New York 1984

Erfahrungen mit Etoposid in der Therapie der Non-Hodgkin-Lymphome

K. P. Hellriegel

II. Interne Klinik (Chefarzt: Prof. Dr. *K. P. Hellriegel*)
im Krankenhaus Moabit, Berlin

Die Non-Hodgkin-Lymphome (NHL) gehören zu den Neoplasien, denen aufgrund der in den letzten Jahren erzielten Fortschritte in Diagnostik und Therapie besondere Aufmerksamkeit geschenkt wird. Durch eine Intensivierung der Therapie hat sich die Prognose vor allem der Non-Hodgkin-Lymphome hohen Malignitätsgrades entscheidend gebessert. Wesentlichen Anteil hatte hierbei die Behandlung mit einem Polychemotherapieschema bestehend aus Cyclophosphamid, Hydroxy-Daunomycin (Adriamycin), Oncovin (Vincristin) und Prednison (CHOP), das bei 48 bis 68% der Patienten zu Vollremissionen führt (1, 9, 21, 25, 26). Ähnliche Polychemotherapieschemata wie CHOP-Bleo, BACOP, HOP, COPP, COMLA etc. führen zu vergleichbar hohen Vollremissionsraten (10, 32). Die Überlebenskurven von Patienten mit diffus-histiozytären NHL nach CHOP-Behandlung bilden nach 24 Monaten ein Plateau bei 40 bis 50% aller behandelten Patienten (1, 9, 21, 25, 26). Da Rezidive nach diesem Zeitpunkt selten sind (1, 14), kann bei etwa 40% der Patienten mit einer Heilung gerechnet werden.

Die limitierenden Faktoren der CHOP-Therapie sind einerseits die Therapieversager, andererseits die Nebenwirkungen. Die beiden wesentlichen Nebenwirkungen des CHOP-Schemas sind die – passagere – Myelosuppression und die Neurotoxizität, die bei bis zu 40% der Patienten auftritt. Eine Modifizierung des CHOP-Schemas, die bei Wahrung des kurativen Potentials zu einer Minderung der neurologischen Nebenwirkungen führt, ist daher ein lohnenswertes therapeutisches Ziel. Für diese Zielsetzung bietet sich die Verabreichung des Epipodophyllotoxinderivats Etoposid anstelle von Vincristin aus folgenden Gründen an:

- Etoposid ist in der Monotherapie bei NHL wirksam. Bei 267 Patienten konnten 18 Voll- und 72 Teilremissionen (7 bzw. 27%) erzielt werden (Tab. 1; Lit. 2, 3, 4, 7, 8, 11, 12, 13, 16, 17, 18, 19, 20,

Tabelle 1. *Monotherapie fortgeschrittener NHL mit Etoposid (Synopse der publizierten Daten)*

		CR	PR	CR + PR
	n	n (%)	n (%)	n (%)
Zytostatisch vorbehandelt	226	2 (1%)	64 (28%)	66 (29%)
Zytostatisch nicht vorbehandelt	41	16 (39%)	8 (20%)	24 (59%)
Insgesamt	267	18 (7%)	72 (27%)	90 (34%)

22, 23, 24, 27, 28, 29, 30, 31, 33). Die Remissionsrate liegt bei 41 Patienten, die zuvor keine Zytostatika erhalten hatten, mit 16 Voll- und 8 Teilremissionen (zusammen 59%) besonders günstig (17, 18, 19).

- Etoposid führt in Kombination mit Adriamycin bei NHL zu Langzeitremissionen (18).
- Etoposid weist einen anderen Wirkungsmechanismus als Cyclophosphamid und Adriamycin auf.
- Bei rezidivierten Lymphomen zeigt die Zytostatikakombination Ifosfamid, Methotrexat und Etoposid (IMVP-16) eine höhere Ansprech- und Vollremissionsrate als diejenige, in der Vincristin anstelle von Etoposid verabreicht wird (5, 6). Kritisch ist zu diesen Ergebnissen jedoch anzumerken, daß es sich nicht um die Resultate einer randomisierten Studie, sondern um einen „historischen" Vergleich handelt.

Aus den vorgenannten Gründen haben wir in einer Dosisfindungsstudie Patienten mit histologisch gesicherten NHL hohen Malignitätsgrades (Kiel-Klassifikation) in den Stadien III und IV (Ann-Arbor-Klassifikation) wie folgt in 3wöchigem Intervall behandelt:

Cyclophosphamid:	750 mg/m²	i.v.	Tag 1
Adriamycin:	50 mg/m²	i.v.	Tag 1
Etoposid:	80 mg/m²	i.v.	Tage 1–5
Prednison:	100 mg	p.o.	Tage 1–5

Bei einem Leukozytennadir über $2{,}0 \times 10^9/l$ und einem Thrombozytennadir über $75 \times 10^9/l$ wird die Etoposid-Dosis im nächsten Therapiezyklus um 20 mg/m²/Tag, d.h. um 100 mg/m² pro Therapiezyklus erhöht. Bei einem Leukozytennadir unter $1{,}0 \times 10^9/l$ oder einem Thrombozytennadir unter $50 \times 10^9/l$ wird im nachfolgenden Zyklus die Etoposid-Dosis um jeweils 10% reduziert, bis die Myelosuppression tolerable Werte erreicht.

Die bisher bei 11 Patienten ermittelten Ergebnisse der seit Juli 1982 laufenden Studie können wie folgt zusammengefaßt werden (15):

- Remissionsrate und -dauer dieses modifizierten CHOP-Schemas sind mit denjenigen des CHOP-Schemas vergleichbar (6 Vollremissionen, 1 partielle Remission, 2mal geringes Ansprechen, 2 Therapieversager).
- Die Polyneuropathie-Inzidenz ist erheblich geringer als beim CHOP-Schema; mit dem Auftreten neurotoxischer Störungen muß jedoch in Einzelfällen gerechnet werden.
- Eine Etoposid-Dosiseskalation ist bei der Mehrzahl der zuvor unbehandelten Patienten möglich, im Einzelfall bis zu 160 mg/m²/Tag entsprechend einer Gesamtdosis von 800 mg/m² pro Therapiezyklus. Bei zuvor intensiv mit ionisierenden Strahlen oder Zytostatika vorbehandelten Patienten ist die Etoposid-Dosis von 80 mg/m²/Tag meist tolerabel, gelegentlich reduktionsbedürftig.

In einer randomisierten prospektiven Studie ist die Wirksamkeit von Etoposid als Monotherapeutikum bzw. in Kombination mit Cyclophosphamid oder Adriamycin bei Patienten mit diffus-histiozytären NHL geprüft worden (17, 18, 19). Etoposid wird an 5 aufeinanderfolgenden Tagen in einer Dosis von 60 mg/m² verabreicht, eine zweite Gruppe erhält zusätzlich 500 mg/m² Cyclophosphamid, eine dritte außer Etoposid 40 mg/m² Adriamycin. Die Vollremissionsraten der einzelnen Gruppen betragen 39%, 26% bzw. 54%; Teilremissionen werden zusätzlich bei 20%, 11% und 10% der Patienten erzielt. Die niedrigere Remissionsrate der Kombination Etoposid plus Cyclophosphamid ist auffällig und statistisch signifikant, obwohl diese Gruppe nach Angabe der Autoren bezüglich der Prognosefaktoren sich von den anderen Gruppen nicht unterscheidet. Diejenigen Patienten, die die Kombination Etoposid plus Adriamycin erhalten haben, weisen nicht nur die höchste Remissionsrate, sondern auch die günstigsten Langzeitergebnisse auf. Aufgrund dieser Ergebnisse hat die gleiche Arbeitsgruppe eine randomisierte prospektive Studie initiiert, um zu prüfen, ob die Zweierkombination Etoposid plus Adriamycin zu vergleichbaren Therapieergebnissen führt wie eine Vierer- oder Fünferkombination, das CHOP- oder das BACOP-Schema (18).

Eine weitere Möglichkeit des Einsatzes von Etoposid eröffnet sich bei denjenigen Patienten, die auf die Primärbehandlung nicht ansprechen oder die rezidivieren. Die Prognose dieser Patienten wird generell als besonders ungünstig angesehen. Auf die Zytostatikakombination Ifosfamid, Methotrexat und Etoposid (IMVP-16) (Tab. 2) haben 32 von 52 Patienten (62%) angesprochen, davon 18 (35%) mit einer Voll- und 14 (27%) mit einer Teilremission. Die mediane rezidivfreie Überlebens-

Tabelle 2. *Dosierung und Anwendung des IMVP-16-Therapieschemas [nach Cabanillas et al. (10)]*

Ifosfamid	1 g/m²	Tag 1 – 5
Methotrexat	30 mg/m²	Tag 3 + 10
VP 16	100 mg/m²	Tag 1 – 3

Tabelle 3. *Dosierung und Anwendung des ProMACE-Therapieschemas [nach Fisher et al. (14)]*

	Tag 1	Tag 8		Tag 15	Tag 28
Prednison 60 mg/m² p.o.	→	→	→		
Methotrexat 1,5 g/m² i.v.			↓	therapiefreies Intervall	
mit Leukovorin 50 mg/m² i.v. alle 6 Stunden 5mal			↓		
Adriamycin 25 mg/m² i.v.	↓	↓			
Cyclophosphamid 650 mg/m² i.v.	↓	↓			
Etoposid 120 mg/m² i.v.	↓	↓			

zeit der Responder beträgt 12 Monate, die mediane Überlebenszeit aller Patienten 15 Monate. Ein möglichst früher Therapiebeginn unmittelbar nach Auftreten des Rezidivs oder – noch besser – kurz davor erhöht nach den Erfahrungen der Autoren die Erfolgswahrscheinlichkeit (6).

Ein neues Therapieverfahren zur Steigerung der Remissionsrate, der Verlängerung der rezidivfreien Überlebenszeit und schließlich zur Erhöhung der Heilungsaussichten wird bei zuvor unbehandelten Patienten mit – überwiegend – diffus-histiozytären Lymphomen in fortgeschrittenen Stadien angewendet (14). Dieses Therapieverfahren besteht in einer sequentiellen Therapie mit 2 verschiedenen, vermutlich nicht kreuzresistenten Zytostatikakombinationen, ProMACE (Tab. 3) und MOPP. Diese werden in flexibler Zahl verabreicht, wobei die Zahl der Therapiezyklen jeder Therapiephase durch das Ansprechen bestimmt wird. Die Patienten erhalten initial ProMACE, dann MOPP und schließlich als „late intensification" nochmals ProMACE. Die Ergebnisse sind beeindruckend: Bei 74 auswertbaren Patienten sind 74% Voll- und 22% Teilremissionen, d. h. eine Ansprechrate von 96% erzielt worden. Nach einer maximalen Verlaufsbeobachtungsdauer von 4 Jahren ist die mediane Überlebenszeit noch nicht erreicht, wird aber voraussichtlich bei 65% der Patienten 4 Jahre überschreiten. Der limitierende Faktor dieser Therapie ist die Myelosuppression. Immerhin

8 Patienten sind während der leukopenischen Phase an einer Septikämie verstorben.

Diese Ergebnisse verdeutlichen, daß das Erzielen einer Vollremission während der Primärbehandlung von größter Bedeutung für eine potentielle Heilung ist. Die Mehrzahl derjenigen Patienten, die durch die Primärbehandlung – sei es ProMACE/MOPP oder CHOP – nicht in eine Vollremission kommen, rezidivieren und versterben innerhalb von 2 Jahren. Durch die Erhöhung der Vollremissionsrate und die damit verbundene Steigerung der Heilungsaussichten versprechen aggressivere Therapieverfahren wie die sequentielle ProMACE-MOPP-Kombinationschemotherapie einen substantiellen Fortschritt in der Behandlung der NHL hohen Malignitätsgrades.

Schlußfolgerungen und Zusammenfassung

Etoposid hat sich als ein wirksames Zytostatikum bei Non-Hodgkin-Lymphomen hohen Malignitätsgrades erwiesen. Die Wirksamkeit der Etoposid-Monotherapie ist durch zahlreiche Publikationen belegt. Nicht vorbehandelte Patienten weisen erwartungsgemäß eine höhere Ansprechrate auf. In Kombination mit anderen Zytostatika, vor allem Anthrazyklinen, vermag Etoposid die Remissionsrate und -dauer günstig zu beeinflussen. In Kombinationstherapien vermag Etoposid – nach allerdings präliminären Ergebnissen – andere, toxischere Substanzen zu ersetzen, wobei die Therapieeffektivität zumindest gleichwertig ist, die Nebenwirkungsrate aber deutlich reduziert wird. Eine Kombination von Etoposid mit Ifosfamid und Methotrexat scheint sich bei Therapieversagern günstig auszuwirken. Etoposid wird auch in aggressivere Therapieprotokolle wie ProMACE/MOPP integriert, die nach den bisherigen Erfahrungen die Remissionsrate, die rezidivfreien Überlebenszeiten und wahrscheinlich auch die Heilungsaussichten der Patienten erheblich zu steigern in der Lage sind.

Literatur

1. *Armitage, J. O., Corder, M. P., Leimer, J. T., Dick, F. R., Elliott, T. E.:* Advanced diffuse histiocytic lymphoma treated with cyclophosphamide, doxorubicin, vincristine and prednisone (CHOP) without maintenance therapy. Cancer Treat. Rep. *64,* 649–654 (1980).
2. *Arnold, A. M.:* Podophyllotoxin derivative VP 16-213. Cancer Chemother. Pharmacol. *3,* 71–80 (1979).
3. *Bender, R. A., Anderson, T., Fischer, R. T., et al.:* The activity of the epipodophyllotoxin VP16 in the treatment of combination chemotherapy resistant non-Hodgkin's lymphoma. Amer. J. Hematol. *5,* 203–209 (1978).

4. *Bender, R. A., DeVita, V. T., jr.:* Non-Hodgkin's lymphoma. In: Randomized Trials in Cancer, a Critical Review by Sites (*Staquet, M. J.*, (Hrsg.), S. 77. New York: Raven Press. 1978.
5. *Cabanillas, F., Rodriguez, V., Bodey, G. P.:* Ifosfamide, methotrexate, and vincristine (IMV) combination chemotherapy as secondary treatment for patients with malignant lymphoma. Cancer Treat. Rep. *64*, 933–937 (1980).
6. *Cabanillas, F., Hagemeister, F. B., Bodey, G. P., Freireich, E. J.:* IMVP 16, an effective regimen for patients with lymphoma who have relapsed after initial combination chemotherapy. In Druck.
7. *Cecil, J. W., Quagliana, J. M., Coltman, C. A., Al-Sarraf, M., Thigpen, T., Groppe, C. W.:* Evaluation of VP16-213 in malignant lymphoma and melanoma. Cancer Treat. Rep. *62*, 801–803 (1978).
8. *Chard, P. L., Krivit, W., Bleyer, W. A., Hammond, D.:* Phase II study of VP-16-213 in childhood malignant disease: A children's cancer study group report. Cancer Treat. Rep. *63*, 1755–1759 (1979).
9. *Comella, P., Abatz, G., Comella, G., Bruni, G. S., Zarilli, D., Pergola, M.:* Combination chemotherapy with cyclophosphamide, adriamycin, vincristine and prednisone (CHOP) for non-Hodgkin's lymphomas with unfavourable histology: Preliminary results. Tumori *66*, 749–756 (1980).
10. *DeVita, V. T., jr., Hellman, S.:* Hodgkin's disease and the non-Hodgkin's lymphoma. In: Cancer – Principles and Practice of Oncology (*DeVita, V. T., jr., Hellmann, S., Rosenberg, S. A.*, Hrsg.), S. 1331–1401. Philadelphia-Toronto: Lippincott. 1982.
11. *Dombernowsky, P., Nissen, N. I., Larsen, V.:* Clinical investigation of a new podophyllum derivative, epipodophyllotoxin 4′-demethyl-9-(4,5,0-2-thenylidene-β-D-glucopyranoside) (NSC-122819), in patients with malignant lymphomas and solid tumors. Cancer Chemother. Rep. *56*, 71–82 (1972).
12. European Organization for Research on the Treatment of Cancer, Clinical Screening Group: Epipodophyllotoxin VP16-213 in treatment of acute leukaemias, haematosarcomas and solid tumors. Brit. Med. J. *3*, 199–202 (1973).
13. *Falkson, G., Van Dyk, J. J., van Eden, E. B., van der Merve, A. M., van den Bergh, J. A., Falkson, H. C.:* A clinical trial of the oral form of 4′-demethyl-epipodophyllotoxin-β-D-1-ethylidene glucoside (NSC 141540) VP16-213. Cancer *35*, 1141–1144 (1975).
14. *Fisher, R. I., DeVita, V. T., Hubbard, S. M., Longo, D. L., Wesley, R., Chabner, B. A., Young, R. C.:* Diffuse aggressive lymphomas: Increased survival after alternating flexible sequences of ProMACE and MOPP chemotherapy. Ann. Intern. Med. *98*, 304–309 (1983).
15. *Hellriegel, K. P., Fülle, H. H., Raettig, R.:* Etoposid-Dosisfindung im Rahmen der Kombination Cyclophosphamid, Adriamycin, Etoposid und Prednison für die Behandlung von Non-Hodgkin-Lymphomen hohen Malignitätsgrades. (Unveröffentlichte Ergebnisse.)
16. *Issell, B. F., Crooke, S. T.:* Etoposide (VP16-213). Cancer Treat. Rev. *6*, 107–124 (1979).

17. *Jacobs, P., King, H., Cassidy, F., Dent, D.:* The treatment of diffuse lymphocytic lymphoma (large cell) with VP16-213. Proc. Amer. Ass. Cancer Res. & Amer. Soc. clin. Oncol. *20,* 289, AACR Abstr. 1179 (1979).

18. *Jacobs, P., King, H. S., Cassidy, F., Dent, D. M., Harrison, T.:* VP16-213 in the treatment of stage III and IV diffuse lymphocytic lymphoma of the large cell (histiocytic) variety: An interim report. Cancer Treat. Rep. *65,* 987–993 (1981).

19. *Jacobs, P., King, H. S., Dent, D.:* The epipodophyllotoxin VP16-213 as an effective agent in the treatment of patients with diffuse large cell lymphoma. Proc. 1st Intern. Conf. on Malignant Lymphoma, Lugano, September 2–5, 1981, Abstr. No. 59.

20. *Jacobs, P., King, H. S., Sealy, G. R. H.:* Epipodophyllotoxin (VP16-213) in the treatment of diffuse histiocytic lymphoma. S. Afr. Med. J. *49,* 483–485 (1975).

21. *Jones, S. E., Grozea, P. N., Metz, E. N., Hant, A., Stephens, R. L., Morrison, F. S., Butler, J. J., Byrne, G. E., Moon, T. E., Fisher, R., Haskins, C. L., Coltman, C. A., jr.:* Superiority of adriamycin-containing combination chemotherapy in the treatment of diffuse lymphoma – a Southwest Oncology Group Study. Cancer *43,* 417–425 (1979).

22. *Lau, M. E., Hansen, H. H., Nissen, N. I., Pedersen, H.:* Phase I trial of a new form of an oral administration of VP16-213. Cancer Treat. Rep. *63,* 485–587 (1979).

23. *Mathé, G., Schwarzenberg, L., Pouillart, P., Oldham, R., Weiner, R., Jasmin, C., Rosenfeld, C., Hayat, M., Misset, J. L., Musset, M., Schneider, M., Amiel, J. L., De Vassal, F.:* Two epipodophyllotoxin derivatives, VM 26 and VP16-213, in the treatment of leukemias, hematosarcomas, and lymphomas. Cancer *34,* 985–992 (1974).

24. *Mathé, G., Schwarzenberg, L., Pouillart, P., Weiner, R., Oldham, R., Jasmin, C., Rosenfeld, C., Hayat, M., Schneider, M., Amiel, J. L., Ce'Ora, B., Stereco-Musset, M., De Vassal, F.:* Acute leukaemia and various hematosarcomas. Trial treatment with 4-demethyl-epipodophyllotoxin-beta-D-ethylidene glucoside VP16-213. Nouv. Presse Méd. *3,* 521–524 (1974).

25. *McKelvey, E. M.:* Review of CHOP-HOP combination chemotherapy in malignant lymphoma. Proc. Amer. Ass. Cancer Res. & Amer. Soc. Clin. Oncol. *19,* 415 (1978).

26. *McKelvey, E. M., Gottlieb, J. A., Wilson, H. E., Hant, A., Talley, R. W., Stephens, R., Lane, M., Gamble, J. F., Jones, S. E., Grozea, P. N., Gutterman, J., Coltman, C., jr., Moon, T. E.:* Hydroxyldaunomycin (adriamycin) combination chemotherapy in malignant lymphoma. Cancer *38,* 1484–1493 (1976).

27. *Nissen, N. I., Dombernowsky, P., Hansen, H. H., Larsen, V.:* Phase I clinical trial of an oral solution of VP16-213. Cancer Chemother. Rep. *60,* 943–944 (1976).

28. *Nissen, N. I., Larsen, V., Pedersen, H., Thomsen, K.:* Phase I clinical trial of a new antitumor agent, 4′-demethyl-epipodophyllotoxin 9-(4,6-0-ethy-

lidene-β-D-glucopyranoside) (NSC 141540), VP16-213. Cancer Chemother. Rep. *56*, 769–777 (1972).

29. *Nissen, N. I., Pajak, T. F., Leone, L. A., Bloomfield, C. D., Kennedy, B. J., Ellison, R. R., Silver, R. T., Weiss, R. B., Cuttner, J., Falkson, G., Kung, F., Bergevin, P. R., Holland, J. F.:* Clinical trial of VP16-213 (NSC 141540) i.v. twice weekly in advanced neoplastic disease. Cancer *45*, 232–235 (1980).
30. *Radice, R. A., Bunn, P. A., Ihde, D. C.:* Therapeutic trials with VP-16-213 and VM-26: active agents in small cell lung cancer, non-Hodgkin's lymphomas, and other malignancies. Cancer Treat. Rep. *63*, 1231–1239 (1979).
31. *Schmoll, H. J., Niederle, N., Achterrath, W.:* Etoposid (VP16-213) – Eine antineoplastische Substanz aus der Reihe der Podophyllotoxine. Klin. Wschr. *59*, 1177–1188 (1981).
32. *Sweet, D. L., Golomb, H. M.:* The treatment of histiocytic lymphoma. Sem. Oncol. *7*, 302–309 (1980).
33. *Taylor, R. E., McElwain, T. J., Barrett, A., Peckham, M. J.:* Etoposide as a single agent in relapsed advanced lymphomas. A phase II study. Cancer Chemother. Pharmacol. *7*, 175–177 (1982).

Etoposid (VP 16-213)
in der Therapie
maligner Erkrankungen
Herausgeber: J. Schwarzmeier E. Deutsch K. Karrer
Springer-Verlag Wien New York 1984

Neue Zytostatikakombination mit Etoposid bei Morbus Hodgkin

G. Linemayr, R. Waldner, G. Baumgartner und R. Heinz

Ludwig Boltzmann-Institut für Leukämieforschung und Hämatologie und
III. Medizinische Abteilung (Vorstand: Prof. Dr. *A. Stacher*)
des Hanusch-Krankenhauses, Wien

Es wird erstmals über die vorläufigen Ergebnisse des LEAMP-Protokolls berichtet. Das Schema wurde im April 1982 erstmals bei einem Patienten eingesetzt, welcher wegen eines progredienten Lungenbefalls von M. Hodgkin an der III. Medizinischen Abteilung des Hanusch-Krankenhauses in Behandlung stand und gegen alle bisherigen Chemotherapieschemata resistent war. Nach Applikation der neuen Zytostatikakombination war es zu einer überraschenden Rückbildung der Lungeninfiltrate gekommen; die Kombination wurde daher in der Folge bei ähnlich gelagerten Fällen regelmäßig eingesetzt.

Substanzen

Das LEAMP-Schema beinhaltet die Zytostatika Lomustine (CCNU), Etoposid (VP 16-213), Adriamycin, Methotrexat und Prednisolon. Die gute Wirksamkeit der Nitrosoharnstoffe bei M. Hodgkin ist seit längerem bekannt, CCNU und BCNU wurden sowohl als Monosubstanzen als auch in verschiedenen Kombinationstherapien erfolgreich eingesetzt (5, 9, 11). Die Verwendung von Etoposid bei M. Hodgkin ist relativ neu. In einigen Studien mit allerdings meist kleinen Patientenkollektiven konnte für Etoposid als Monosubstanz eine gewisse Wirksamkeit demonstriert werden; die Ansprechraten lagen meist zwischen 10 und 20% (6, 7, 8, 10, 13, 14). Die Erfahrungen mit Etoposid in Kombination mit anderen Substanzen bei M. Hodgkin sind bisher gering (7, 15). Experimentell (Leukämie L 1210) wurde eine synergistische (überadditive) Wirkung von Etoposid mit BCNU festgestellt (1, 13). Adriamycin hat vor allem im Rahmen des Bonadonna-Schemas seine gute Wirksamkeit bei M. Hodgkin unter Beweis gestellt (2, 3, 4, 12). Der überwiegende Teil unserer Patienten war mit Adriamycin vorbehandelt und dagegen resistent. Da es möglich scheint, daß ein Zytostatikum in Kombination mit anderen Substanzen wieder wirksam wird, haben wir Adriamycin trotzdem wieder verwendet. Methotrexat wird in der Behandlung des M. Hodgkin kaum eingesetzt. Wir konnten jedoch an unserer Abteilung in den letzten Jahren bei einigen Hodgkin-Patienten gute Effekte mit Methotrexat-haltigen Zytostatikakombinationen beobachten und haben es deshalb in das neue Schema eingebaut.

Patienten

Bisher wurden 27 Fälle nach dem LEAMP-Schema behandelt (15 männlich, 12 weiblich). Der Altersmedian beträgt 33 Jahre (20 bis 77 Jahre), 23 Patienten haben das Schema stationär erhalten, 4 Patienten wurden ambulant behandelt.

2 Patientengruppen sind zu unterscheiden: die erste Gruppe (n = 15) umfaßt Fälle, die trotz intensiver Behandlung mit den üblichen Hodgkin-Therapien nicht in Remission gekommen waren. Die mittlere Krankheitsdauer von der Diagnosestellung zum Behandlungsbeginn mit dem LEAMP-Protokoll beträgt bei dieser Gruppe 2 Jahre und 3 Monate. Bei der zweiten Gruppe (n = 12) handelt es sich um Patienten, die langjährige Remissionen gehabt hatten und die im Rezidiv trotz Chemo- und Strahlentherapie eine weitere Krankheitsprogredienz zeigten. Die mittlere Krankheitsdauer dieser Gruppe beträgt 10 Jahre und 4 Monate.

Histologische Typen

Die meisten Patienten (n = 16) hatten einen nodulär sklerosierenden Typ, 2 Patienten zeigten eine lymphozytenreiche Form, 3 Patienten einen Mischtyp und 3 Patienten eine lymphozytenarme Form. Bei einer Patientin war ein epitheloidzellreicher Typ gefunden worden; bei 2 auswärts diagnostizierten Patienten ist der histologische Subtyp nicht bekannt (vgl. Tab. 1).

Tabelle 1. *Histologische Subtypen*

Lymphozytenreiche Form	2
Noduläre Sklerose	16
Mischtyp	3
Lymphozytenarme Form	3
Epitheloidzellreiche Form	1
Nicht typisierbar	2
Total	27

Vortherapie

Alle Patienten waren intensiv vorbehandelt (Tab. 2). Alle Patienten hatten das MOPP-Schema erhalten, die meisten davon mehrere Serien. 21 Patienten waren zusätzlich mit dem ABVD-Schema behandelt worden. Bei 19 Patienten war eine Strahlentherapie durchgeführt worden, die überwiegende Mehrzahl davon hatte mehrere Serien und ausgedehnte Felder. 22 Patienten waren mit zusätzlichen zytostatischen Kombinationen behandelt worden (Tab. 2). Mehr als die Hälfte dieser 22 Patienten hatte mindestens 2 der zusätzlichen Chemotherapien erhalten, einige Patienten sogar 3, 4 oder 5 verschiedene Kombinationen.

Tabelle 2. *Vortherapie*

Vortherapie	n = 27
MOPP	27/27
ABVD	21/27
Strahlentherapie	19/27
Andere Kombinationen	22/27
(z.B. VBL-Leukeran; C-MOPP; VDS-BLEO-PDN; MTX-DDP; MTX-CCNU; BLEO-MTX-DDP; VDS-BLEO-PROC-PDN; VCR-VBL-CCNU)	

Hauptmanifestationen und Stadien

Zum Zeitpunkt des Protokollbeginns mit dem LEAMP-Schema zeigten alle Patienten einen massiven Befall und eine deutliche Progredienz ihrer Erkrankung (Tab. 3). Neben zum Teil massivem Lymphknotenbefall bestanden bei der überwiegenden Mehrzahl der Fälle extranodale Manifestationen, wobei am häufigsten die Lunge betroffen war. Von den 19 Patienten mit Lungeninfiltraten war bei 6 Patienten bereits zum Zeitpunkt der Diagnosestellung ein Lungenbefall festgestellt worden. Weiters fanden sich bei 10 Patienten Knochenherde, bei

Tabelle 3. *Hauptmanifestationen und Stadien*

Lungenbefall*	19/27
Knochenherde	10/27
Leberinfiltrate	6/27
Dermatomuskuläre Infiltrate	5/27
* primärer Lungenbefall:	6/27
Stadium III B	1/27
Stadium IV B	26/27

6 Patienten Leberinfiltrate und bei 5 Patienten dermatomuskuläre Infiltrate. Außer einem Patienten wiesen alle bei Protokollbeginn ein Stadium IV B auf.

Protokoll (Tab. 4)

Die Patienten erhielten am 1. Tag 80 bis 120 mg/m² Lomustine peroral, 70 mg/m² Etoposid als Kurzinfusion und 15 bis 20 mg/m² Adriamycin intravenös. Am 2. Tag wurden wieder 15 bis 20 mg/m² Adriamycin und 20 bis 50 mg/m² Methotrexat intravenös gegeben. Prednisolon wurde vom 1. bis 5. Tag in einer Dosierung von 50 mg/m² peroral verabreicht. Der Zyklus wurde alle 3 Wochen wiederholt, wobei Lomustine nur alle 6 Wochen zum Einsatz kam. Die uneinheitlichen Dosierungen resultieren daraus, daß wir zu Beginn erst Erfahrungen sammeln mußten und daß bei dem schwierigen Patientenkollektiv auf verschiedene Faktoren (Alter, Allgemeinzustand, Knochenmarksreserve, Immunlage, Vorbehandlung) Rücksicht genommen wurde. Bei den besonders intensiv vorbehandelten Patienten sowie bei älteren Patienten und schlechtem Allgemeinzustand wurden eher niedrigere Dosen gewählt, andererseits haben wir bei verzweifelten Fällen mit massiver Progredienz mit besonders hohen Dosen therapiert.

Tabelle 4. *LEAMP-Protokoll: Dosierung und Applikationsform. Wiederholung nach 3 Wochen (Lomustine nach 6 Wochen)*

			Tag 1	2	3	4	5
Lomustine	80–120 mg/m²	peroral	↓				
Etoposid	70 mg/m²	Kurzinfusion	↓				
Adriamycin	15– 20 mg/m²	intravenös	↓	↓			
Methotrexat	20– 50 mg/m²	intravenös		↓			
Prednisolon	50 mg/m²	peroral	↓	↓	↓	↓	↓

Bei Patienten mit manifesten Granulozytopenien (n = 7) wurden Dosisreduktionen für Lomustine und Adriamycin vorgenommen; bei 2 Patienten mit Niereninsuffizienz wurde die MTX-Dosis den Nierenparametern angepaßt. Bei 11 Patienten mußten die Intervalle verlängert werden, die Ursachen hiefür waren Granulozytopenie, Infekte (Hepatitis, Herpes zoster) und andere Komplikationen.

Die Anzahl der bisher verabreichten Zyklen geht aus Tab. 5 hervor.

Tabelle 5. *Anzahl der verabreichten Zyklen*

2– 5 Zyklen:	11 Patienten
5–10 Zyklen:	11 Patienten
>10 Zyklen:	5 Patienten

Ergebnisse (Tab. 6)

5 Patienten (18,5%) kamen in eine komplette Remission, 16 Patienten (59,3%) zeigten eine partielle Remission. Bei 4 Patienten (14,8%) konnte eine minor response erzielt werden, 2 Patienten (7,4%) haben nicht angesprochen. Komplette und partielle Remissionen ergeben eine Ansprechrate von 77,8%.

Tabelle 6. *Ergebnisse (n = 27)*

Response	n	%
CR	5/27	18,5
PR	16/27	59,3
MR	4/27	14,8
NR	2/27	7,4
CR + PR	21/27	77,8

Remissionsdauer

Von den 5 Patienten mit kompletten Remissionen sind 4 Patienten in anhaltender kompletter Remission am Leben (5½+, 6+, 9+ bzw. 11+ Monate). Eine Patientin kam nach 2½ Monaten an einer nicht beherrschbaren Pneumonie ad exitum, bei dieser Patientin konnten auch bei der Obduktion keine Hodgkin-Manifestationen gefunden werden.

Von den 16 Patienten mit partiellen Remissionen sind 12 Patienten noch in Remission (mittlere Remissionsdauer: 7+ Monate). 4 Patienten mit partiellen Remissionen haben rezidiviert, davon sind 2 Patienten (5½+ bzw. 9+ Monate) nach Therapiewechsel noch am Leben. 2 Patienten mit partiellen Remissionen sind verstorben (Remissionsdauer: 3 bzw. 5 Monate), die erste Patientin hatte allerdings nach 2 erfolgreichen Therapiezyklen eine weitere Behandlung abgelehnt.

Von den 6 Patienten mit minor response bzw. Nichtansprechen sind 5 Patienten verstorben (mittlere Lebensdauer: 2½ Monate); ein Patient mit minor response ist noch im Protokoll und am Leben (3+ Monate).

Toxizität

Alle Patienten hatten leichten oder mäßigen Haarausfall, kein Patient zeigte eine komplette Alopezie. Mäßige bis ausgeprägte Übelkeit und Erbrechen waren ebenfalls bei fast allen Patienten zu verzeichnen, wobei in den meisten Fällen das Erbrechen bei den Zyklen mit Lomustine wesentlich stärker war (Tab. 7).

Bezüglich der Hämatotoxizität war eine Patientin nicht auswertbar, da sie bereits vor Therapiebeginn ein panzytopenisches Blutbild zeigte.

Tabelle 7. *Toxizität (n = 27)*

	Haarausfall		Übelkeit/Erbrechen	
	n	%	n	%
0	–	0	1	3,7
+	14	51,9	12	44,5
++	13	48,1	13	48,1
+++	–	0	1	3,7

Tabelle 8. *Toxizität (n = 27)*

		n	%
Granulozytopenie	keine	15	55,6
	>1000	8	29,6
	<1000	3	11,1
	nicht auswertbar	1	3,7
Thrombozytopenie	keine	23	85,2
	mäßig	3	11,1
	nicht auswertbar	1	3,7

Bei mehr als der Hälfte der Patienten entwickelte sich keine Granulozytopenie, 8 Patienten zeigten eine mäßige und 3 Patienten eine ausgeprägte Granulozytopenie. Eine Thrombozytopenie wurde nur bei 3 Fällen beobachtet und war in keinem Fall bedrohlich (Tab. 8).

Bei einem Patienten kam es zu einer vorübergehenden Niereninsuffizienz, und bei einer Patientin traten schwere, MTX-bedingte Schleimhautnekrosen auf. Ansonsten wurden keine Nebenwirkungen beobachtet.

Zusammenfassung

Es wird festgestellt, daß mit dem LEAMP-Protokoll auch bei massiv vorbehandelten und zum Teil aussichtslos scheinenden Patienten mit M. Hodgkin bei etwa drei Viertel der Fälle ein therapeutischer Erfolg erzielt werden kann. Die Toxizität muß als erträglich bezeichnet werden. Die gewonnenen Ergebnisse rechtfertigen den weiteren Einsatz des LEAMP-Schemas und eventuell auch seine Prüfung als Zweittherapie bei MOPP-resistenten Hodgkin-Patienten.

Literatur

1. *Achterrath, W., Niederle, N., Raettig, R., Hilgard, P.:* Etoposide – chemistry, preclinical and clinical pharmacology. Cancer Treat. Rev. *9*, Suppl. A, 3 (1982).

2. *Bonadonna, G., De Lena, M., Monfardini, S., Rossi, A., Brambilla, C., Uslenghi, C., Zucali, R.:* Combination usage of Adriamycin (NSC-123127) in malignant lymphomas. Cancer Chemother. Rep. *6,* 381 (1975).
3. *Case, D. C., jr., Young, C. W., Lee III, B. J.:* Combination chemotherapy of MOPP-resistant Hodgkin's disease with Adriamycin, Bleomycin, Dacarbazine, and Vinblastin (ABVD). Cancer *39,* 1382 (1977).
4. *Coltman, C. A., jr.:* Chemotherapy of advanced Hodgkin's disease. Sem. Oncol. *7,* 155 (1980).
5. *Hansen, H. H., Selawry, O. S., Pajak, T. F., Spurr, C. L., Falkson, G., Brunner, K., Cuttner, J., Nissen, N. I., Holland, J. F.:* The superiority of CCNU in the treatment of advanced Hodgkin's disease: Cancer and Leukemia Group B Study. Cancer *47,* 14 (1981).
6. *Issel, B. F., Crooke, S. T.:* Etoposide (VP 16-213). Cancer Treat. Rev. *6,* 107 (1979).
7. *Kroner, T., Obrecht, J. P., Jungi, W. F.:* Etoposide as single agent and in combination with cis-platin for malignant lymphomas. Cancer Treat. Rev. *9,* Suppl. A, 39 (1982).
8. *Mathé, G., Schwarzenberg, L., Pouillart, P., Oldham, R., Weiner, R., Jasmin, C., Rosenfeld, C., Hayat, M., Misset, J. L., Musset, M., Schneider, M., Amiel, J. L., De Vassal, F.:* Two epipodophyllotoxin derivates VM 26 and VP 16-213 in the treatment of leukaemias, haematosarkomas, and lymphomas. Cancer *34,* 985 (1974).
9. *Mead, G. M., Harker, W. G., Kushlan, P., Rosenberg, S. A.:* Single agent palliative chemotherapy for end-stage Hodgkin's disease. Cancer *50,* 829 (1982).
10. *Nissen, N. I., Pajak, T. F., Leone, L. A., Bloomfield, C. D., Kennedy, B. J., Ellison, R. R., Silver, R. T., Weiss, R. B., Cuttner, J., Falkson, G., Kung, F., Bergevin, P. R., Holland, J. F.:* Clinical trial of VP 16-213 (NSC 141540) i.v. twice weekly in advanced neoplastic disease. A study by the Cancer and Leukemia Group B. Cancer *45,* 232 (1980).
11. *Porzig, K. J., Portlock, C. S., Robertson, A., Rosenberg, S. A.:* Treatment of advanced Hodgkin's disease with B-CAVe following MOPP failure. Cancer *41,* 1670 (1978).
12. *Santoro, A., Bonadonna, G.:* Prolonged disease-free survival in MOPP-resistant Hodgkin's disease after treatment with Adriamycin, Bleomycin, vinblastine and dacarbazine (ABVD). Cancer Chemother. Pharmacol. *2,* 101 (1979).
13. *Schmoll, H. J., Niederle, N., Achterrath, W.:* Etoposid (VP 16-213). Eine antineoplastische Substanz aus der Reihe der Podophyllotoxine. Klin. Wschr. *59,* 1177 (1981).
14. *Schmoll, H.:* Review of etoposide single-agent activity. Cancer Treat. Rev. *9,* Suppl. A, 21 (1982).
15. *von Heyden, A. W., Scherpe, A., Nagel, G. A.:* Cis-dichlorodiammineplatinum (II) (cis-platinum) and etoposide for patients with refractory lymphomas. Cancer Treat. Rev. *9,* Suppl. A, 45 (1982).

Etoposid (VP 16-213)
in der Therapie
maligner Erkrankungen
Herausgeber: J. Schwarzmeier E. Deutsch K. Karrer
Springer-Verlag Wien New York 1984

Diskussion

Teilnehmer: *Hellriegel, Hofmann, Honetz, Karrer, Kühböck, Linemayr, Neumann, Raettig, Schmalzl, Schwarzmeier, Seewann, Stacher*

Zum Einsatz von Etoposid in der Behandlung von Non-Hodgkin-Lymphomen wird angemerkt, daß einige aus der Literatur zitierte Therapieergebnisse eigentlich zu gut seien. Es wird dies dadurch erklärt, daß die jeweiligen Autoren keine adäquate Klassifizierung der Lymphome – entweder nach der Kieler Nomenklatur oder nach dem Rappaport-Schema – vorgenommen hatten; so ist es möglich, daß zwischen niedrig malignen und hochmalignen Lymphomen nicht ausreichend unterschieden und dadurch Resultate erhalten wurden, die bei einer adäquaten Klassifizierung schlechter gewesen wären.

In Ergänzung zu den zitierten Ergebnissen von Kombinationsbehandlungen der Non-Hodgkin-Lymphome mit Adriamycin und Etoposid wird kurz ein Fall einer tumorbildenden CLL vorgestellt *(Honetz)*, bei welchem diese Kombination ebenfalls einen ausgezeichneten Erfolg hatte; andere Therapiemodalitäten wie Radiatio, Knospe-Schema, COP-Schema, Bleomycin und Vindesin hatten bei diesem Fall zuvor keine Wirkung gezeigt.

Anschließend wird darauf hingewiesen, daß Kombinationen von Etoposid mit einer alkylierenden Substanz bei Non-Hodgkin-Lymphomen sichtlich einen guten Effekt zeigen. Dies wurde bei Patienten beobachtet, die vorher schon mehrere Zyklen mit COP, COPP oder CVPP erhalten hatten, wobei vor allem Erfahrungen mit Etoposid + Ifosfamid berichtet werden.

Eine andere interessante Beobachtung ist die wesentliche Verbesserung des Therapieeffekts bei Austausch von Vincristin durch Etoposid in einer Kombination von Ifosfamid + Methotrexat + Vincristin.

Es wird auf die Problematik hingewiesen, die sich bei hochgradig malignen Non-Hodgkin-Lymphomen häufig durch das Auftreten von Rezidiven im Therapieintervall ergibt, d.h., daß es z. B. zu neuerlichem Lymphknotenwachstum kommt, bevor noch der nächste Therapiestoß begonnen werden kann. In diesem Zusammenhang wird die Frage gestellt, ob hier durch Etoposid Verbesserungen erzielt werden können.

Es gibt keine klare Antwort darauf, doch dürften einige Therapiestudien für einen positiven Effekt des Etoposid sprechen.

Zur Verwendung einer neuen Etoposid-hältigen Zytostatikakombination (LEAMP-Schema) bei therapieresistenten Hodgkin-Lymphomen wird ergänzend berichtet, daß im Falle eines Ansprechens schon nach dem ersten Therapiestoß ein positiver Effekt gesehen wurde. Die Überlegung, in dieses Therapieschema Prednisolon einzubauen, wird damit begründet, daß dadurch eine subjektive Erleichterung für den Patienten spürbar wird und möglicherweise auch die Verträglichkeit der Zytostatika erhöht wird, wenn schon dem Prednisolon selbst keine zytostatische Wirksamkeit zugeschrieben wird. Ob bei den vorgestellten Hodgkin-Fällen das Ausmaß des Ansprechens auf das LEAMP-Schema mit verschiedenen histologischen Subtypen in Verbindung gebracht werden kann, läßt sich nicht beantworten, weil bei diesen Patienten nach langjähriger Krankheit eine Entdifferenzierung zu einem nicht mehr klassifizierbaren Lymphom auftreten kann und es sich bei den angeführten histologischen Subtypen um die Primärdiagnose handelte.

In der Diskussion über die Etoposid-Dosierung wird die Frage nach dem Stellenwert der Dosis von 70 mg/m² einmal alle 3 Wochen (LEAMP-Schema) gestellt. Die relativ niedrige Dosis wird damit begründet, daß ein guter Effekt bereits vorher in Zweierkombinationen gesehen wurde, wobei besonders auf die synergistische Wirkung des Etoposid mit Nitrosoharnstoffen hingewiesen wird. Es wird jedoch betont, daß die optimale Dosierung der neuen Zytostatikakombination möglicherweise noch nicht gefunden wurde. Nach den tierexperimentellen Ergebnissen müßte diese Dosierung als zu niedrig bezeichnet werden.

Davon ausgehend wird schließlich die Frage diskutiert, inwieweit Ergebnisse aus dem Tierexperiment überhaupt auf die Therapie in der Humanmedizin übertragbar sind. Während nämlich – z.B. bei der L 1210-Leukämie der Maus – die fraktionierte Gabe kleiner Einzeldosen von Etoposid zu ausgezeichneten Resultaten führt, wird in der Humanmedizin eine vergleichsweise höhere Dosierung, aber in größeren Intervallen oder sogar einmalig, bevorzugt. Ob eine ähnlich fraktionierte Gabe von Etoposid bei niedriger Einzeldosierung auch beim Menschen angewendet werden sollte, kann naturgemäß nicht eindeutig beantwortet werden. Der Tierversuch sagt aus, daß bei der L 1210-Leukämie der Maus Etoposid bei fraktionierter Gabe kleiner Einzeldosen, über den Tag verteilt und an 5 Tagen wiederholt, das beste Ergebnis bringt. Welche Dosierungsintervalle daraus für die Humanmedizin abzuleiten sind, ist fraglich; es ist aber offensichtlich, daß klinisch sehr gute Ergebnisse mit Etoposid auch bei Dosierungen erzielt werden, die mit den tierexperimentell gefundenen Daten nicht übereinstimmen. –

Damit im Zusammenhang wird auf die großen Schwierigkeiten hingewiesen, die sich beim Vergleich der Ergebnisse aus dem Tierexperiment und aus der Klinik schon daraus ergeben, daß Therapie- und Dosiseffekte unter anderem vom Tumorstadium abhängig sind, was bei vielen Tierexperimenten nicht berücksichtigt wird. Wenn aber das Tumorstadium in das Tierexperiment miteinbezogen wird, dann scheint es so zu sein, daß man in frühen Stadien eine ganze Reihe von Therapieschemata mit Erfolg anwenden kann. Je näher man aber an Spätstadien herankommt, desto weniger Therapieschemata sind erfolgreich und desto häufiger wird ein Therapieversagen beobachtet – ein Punkt, der sicherlich auch für den Kliniker von Interesse ist.

Bronchialkarzinom

Etoposid (VP 16-213)
in der Therapie
maligner Erkrankungen
Herausgeber: J. Schwarzmeier E. Deutsch K. Karrer
Springer-Verlag Wien New York 1984

Die Stellung von Etoposid in der Behandlung des Bronchuskarzinoms Erfahrungen der Schweizerischen Arbeitsgruppe für klinische Krebsforschung (SAKK)

V. Hofmann[1], R. Joss[2], W. F. Jungi[3], J. P. Obrecht[4], P. Alberto[5] und F. Cavalli[6]

Abteilungen für Onkologie Zürich[1], Bern[2], St. Gallen[3], Basel[4], Genf[5] und Bellinzona[6], Schweiz

Einführung

Anfang der siebziger Jahre ist das Podophyllotoxin VP16-213 (Etoposid) in klinische Studien eingeführt worden. Die Schweizerische Arbeitsgruppe für klinische Krebsforschung (SAKK) hat sich früh mit den Wirkungen dieser Substanz auseinandergesetzt. Die Abhängigkeit der antitumoralen Wirksamkeit vom Verabreichungsschema („schedule dependency" wurde 1978 von Cavalli untersucht (1). Patienten mit kleinzelligem Bronchuskarzinom wurden in 3 Gruppen unterteilt. Die Gruppe A erhielt 250 mg/m² Etoposid intravenös einmal pro Woche; die Gruppe B 500 mg/m² peroral, auf 3 Tage verteilt einmal pro Woche; die Gruppe C erhielt 850 mg/m² peroral, auf 5 Tage verteilt alle 3 Wochen. Der Therapieerfolg wurde nach 6 Wochen gemessen. Eine objektive Tumorrückbildung wurde bei 20% (4/20) der Gruppe A, bei 65% (11/17) der Gruppe B und bei 42% (8/19) der Gruppe C registriert. Die Remissionsrate der Gruppe B war statistisch signifikant besser, verglichen mit der Gruppe A. Obwohl die hämatologische Toxizität für alle 3 Behandlungsgruppen vergleichbar war, erhielten die Patienten in der Gruppe B während der 6 Behandlungswochen eine höhere Gesamtdosis von Etoposid (1280, 2480 und 1890 mg/m² für die Gruppen A, B und C).

In der *Monotherapie* ist VP16-213 eine wirksame Substanz in der Behandlung des ***kleinzelligen Bronchuskarzinoms. Schmoll*** stellte die bei 307 Patienten erzielten Ergebnisse aus 11 Arbeiten zusammen (2). Die komplette Remissionsrate betrug 6%, die partielle 32%; die Remissionsdauer war mit 3 Monaten kurz. Aus diesem Grund wurde

VP16-213 mit anderen wirksamen Substanzen kombiniert, z. B. mit Cyclophosphamid und Adriamycin (3) oder mit Cis-Platin (4).

Beim *nichtkleinzelligen Bronchuskarzinom* weist VP16-213 in der Monotherapie nur marginale Antitumoraktivität auf. Bei 168 Patienten fand sich eine Remissionsrate von 9%. Wurden nur die unbehandelten Patienten berücksichtigt, so betrug die Remissionsrate 16% für Pflasterzellkarzinome und 12% für Adenokarzinome (2). Aufgrund des in Tierexperimenten nachgewiesenen Synergismus zwischen VP16-213 und Cis-Platin sowie der Antitumoraktivität von Cis-Platin in der Monotherapie wurden diese 2 Substanzen bei der Behandlung der nichtkleinzelligen Bronchuskarzinome eingesetzt (5, 6).

SAKK-Studien mit VP16-213-hältigen Polychemotherapien beim Bronchuskarzinom

Kleinzelliges Bronchuskarzinom

1980 wurde eine 3armige randomisierte Studie begonnen (Tab. 1). Diese Studie prüft den Wert dreier intensiver Induktionstherapien und einer zyklisch alternierenden Erhaltungschemotherapie mit oder ohne

Tabelle 1. *Studienschema*

Stratifizierung nach Staging	I. RANDOM		EVALUATION	II. RANDOM	
1. Aktivitätsindex 0 bis 1 2 bis 3		→ D V A 4mal			→ RT + MOE/EVA
2. Tumorstadium lokoregionär Fernmetastasen		→ E V A 4mal			
3. Gewichtsverlust < 5% > 5%		→ E V A alt. M O E 2mal		PR CR	→ MOE/EVA
		Tag 60: Ganzhirnbestrahlung	Tag 112		

D = DDP, V = Etoposid, A = Adriamycin, E = Cyclophosphamid, M = Methotrexat, O = Vincristin, RT = Radiotherapie.

Bestrahlung des Primärtumors. Die Patienten werden nach 3 wichtigen prognostischen Kriterien [Aktivitätsindex, Tumorstadium („limited disease", „extensive disease") und Gewichtsverlust (± 5%)] stratifiziert. Anschließend werden sie randomisiert und erhalten 4 Zyklen Chemotherapie. Am Tag 60 wird eine Ganzhirnbestrahlung durchgeführt. Am Tag 112 wird erneut eine Evaluation durchgeführt. Anschließend erfolgt eine zweite Randomisation, bei der die Patienten entweder nur eine Erhaltungstherapie oder zusätzlich zur Chemotherapie eine Bestrahlung des Primärtumors erhalten. Diese Studie soll 2 Hauptfragen beantworten:

a) Können durch die alternierende Induktionschemotherapie mit 2 nicht kreuzresistenten Zytostatikakombinationen die Ergebnisse in bezug auf die Remissionsrate, die Remissionsdauer, die Überlebenszeit und Verträglichkeit verbessert werden?

b) Verbessert die zusätzliche Bestrahlung des Primärtumors nach Abschluß der 4monatigen Induktionschemotherapie die Rate an kompletten Remissionen, die Remissionsdauer und die Überlebenszeit?

Zurzeit sind 283 Patienten in diese Studie aufgenommen worden, und die Schlußauswertung wird im Verlauf von 1984 erfolgen.

Nichtkleinzelliges Bronchuskarzinom

In einer vor kurzem abgeschlossenen Studie wurde die Wirksamkeit von Platinol und VP16-213 geprüft (7). Folgendes Therapieschema kam zur Anwendung:

Platinol 80 mg/m² intravenös Tag 1
VP16-213 80 mg/m² intravenös Tag 1, 2 und 3
} zu wiederholen alle 3 Wochen, 3mal; dann alle 6 Wochen

Tab. 2 zeigt die wichtigsten klinischen Angaben über 40 Patienten, welche behandelt wurden. In Tab. 3 wurde die Ansprechrate nach verschiedenen prognostischen Faktoren aufgelistet. Insgesamt wurden 1 komplette und 8 partielle Remissionen (Gesamtremissionsrate: 23%) beobachtet. Die Remissionsrate war höher für das Pflasterzellkarzinom (33%) als für die anderen histologischen Subtypen (11%, Unterschied statistisch nicht gesichert). Die mediane Remissionsdauer betrug 5 Monate. Nausea und Erbrechen sowie die Myelosuppression waren die Hauptnebenerscheinungen.

Schlußfolgerungen

Etoposid ist eine wichtige antineoplastische Substanz in der Behandlung des kleinzelligen Bronchuskarzinoms. In der Regel wird VP16-213 mit Cis-Platin, Adriamycin und Cyclophosphamid kombiniert. Ob-

Tabelle 2. *Klinische Daten von 40 Patienten*

Auswertbare Patienten		40
Medianes Alter (Bereich)		58 (44–48)
Männer: Frauen		37:3
Leistungsfähigkeit:		
0 bis 1		30
2 bis 3		10
Gewichtsverlust:		
< 5%		21
> 5%		15
unbekannt		4
Histologie:		
Pflasterzellkarzinom		21
Adenokarzinom		10
großzelliges Karzinom		9
Stadium:		
„limited" (lokoregionär)		16
„extensive" (metastasierend)		24
Vorbehandlung (chirurgische	keine	29
und/oder radiotherapeutische)	ja	11

Tabelle 3. *Remissionsrate nach prognostischen Kriterien*

	n	CR	PR
Total	40	1	8
Leistungsfähigkeit:			
0 bis 1	30	1	6
2 bis 3	10	0	2
Gewichtsverlust:			
< 5%	30	1	3
> 5%	10	0	5
Histologie:			
Pflasterzellkarzinom	21	1	6
Adenokarzinom	10	0	1
großzelliges Karzinom	9	0	1
Stadium:			
„limited"	16	0	5
„extensive"	24	1	3
Vorbehandlung:			
keine	29	0	6
ja	11	1	2

n = Anzahl der Patienten, CR = komplette Remissionen, PR = partielle Remissionen.

Tabelle 4. *Cis-Platin und Etoposid in der Behandlung des nichtkleinzelligen Bronchuskarzinoms*

Remissionen/ Behandelte Patienten	Histologie			Referenz
	Pflasterzell-karzinom	Adeno-karzinom	Großzelliges Karzinom	
10/30	5/16	1/ 2	4/12	*Joss* (7)
9/40	7/21	1/10	1/ 9	*Joss* (8)
36/94	29/72	7/22	–	*Longeval* (9)
5/26	3/15	0/ 5	2/ 6	*Mitrou* (10)
7/40	1/ 8	5/27	1/ 5	*Dhingra* (4)
13/25	–	–	–	*Holsti* (12)
80/255 (32%)	45/132 (34%)	14/66 (21%)	8/32 (25%)	

wohl komplette Remissionen häufig erzielt werden können, rezidiviert das Karzinom im weiteren Verlauf bei 90% der Patienten.

VP16-213 ist in der Behandlung des nichtkleinzelligen Bronchuskarzinoms nur marginal wirksam. Am besten sprechen unbehandelte Patienten mit Pflasterzellkarzinom an. VP16-213 und Platinol können bei weniger als einem Drittel der Patienten eine Remission induzieren (Tab. 4). Unbehandelte Patienten mit Pflasterzellkarzinom und „limited disease" scheinen am meisten von dieser Behandlung zu profitieren. Es ist nicht gesichert, ob die Kombination Cis-Platin/Etoposid besser ist als Cis-Platin allein. Wird diese Therapie eingesetzt, muß mit erheblichen gastrointestinalen Nebenwirkungen gerechnet werden.

Literatur

1. *Cavalli, F., Sonntag, R. W., Jungi, W. F., Senn, H. J., Brunner, K. W.:* VP16-213 monotherapy for remission induction of small cell lung cancer. Cancer Treat. Rep. *62,* 473–475 (1978).
2. *Schmoll, H.:* Review of etoposide single-agent activity. Cancer Treat. Rev. *9* (Suppl. A), 21–30 (1982).
3. *Aisner, J., Whitacre, M., Van Echo, D. A., Wesley, M., Wiernik, P. H.:* Doxorubicin, cyclophosphamide and VP16-213 (ACE) in the treatment of small cell lung cancer. Cancer Chemother. Pharmacol. *7,* 187–193 (1982).
4. *Sierocki, J. B., Hilaris, B. S., Hopfan, S.:* Cis-dichlordiammine-platinum (II) and VP16-213: an active induction regimen for small cell carcinoma of the lung. Cancer Treat. Rep. *63,* 1593–1597 (1979).
5. *Mabel, J. A., Little, A. D.:* Therapeutic synergism in murine tumours for combinations of cisplatinum with VP16-213 or BCNU. Proc. Am. Ass. Cancer Res. Am. Soc. Clin. Oncol. *20,* 230 (1979).
6. *Gralla, R., Cvitkovic, E., Golbey, R.:* Cis-dichlordiammineplatinum (II) in non-small cell carcinoma of the lung. Cancer Treat. Rep. *63,* 2107–2109 (1979).

7. *Joss, R. A., Alberto, P., Obrecht, J. P., Barrelet, L., Holdener, E. E., Siegenthaler, P., Goldhirsch, A., Mermillon, B., Cavalli, F.:* Combination chemotherapy of non-small cell lung cancer with adriamycin and mitomycin-C or cis-platinum and etoposide. (In Druck, 1983.)
8. *Joss, R., Goldhirsch, A., Cavalli, F.:* Chemotherapie des nicht-kleinzelligen Bronchuskarzinoms mit einer Kombination von Cis-Diamminedichloroplatinum (II) und VP16-213. Schweiz. med. Wschr. *111*, 1331–1334 (1981).
9. *Longeval, E., Klastersky, J.:* Combination chemotherapy with cis-platinum and etoposide in bronchogenic squamous cell carcinoma and adenocarcinoma. Cancer *50*, 2751–2756 (1982).
10. *Mitrou, P. S., Fischer, M., Weissenfels, I.:* Treatment of inoperable non-small-cell bronchogenic carcinoma with etoposide and cisplatinum. Cancer Treat. Rev. *9* (Suppl. A), 139–142 (1982).
11. *Dhingra, H. M., Valdivieso, M., Umsawasdi, T.:* Phase II clinical study of cis-dichloro-diammineplatinum (CDDP) and VP16-213 (VP16) in combination for patients (pts) with extensive non-small cell lung cancer (E-NSCLC). Proc. Am. Ass. Cancer Res. *22*, 200 (1981).
12. *Holsti, L. R., Mattson, K., Gröhn, P.:* Cisplatinum plus vindesine versus VP16 in combination with radiotherapy in the treatment of non-small cell carcinoma of the lung. Proceedings of the III World Conference on Lung Cancer, Tokyo, 1982, S. 190 (Abstract).

Etoposid (VP 16-213)
in der Therapie
maligner Erkrankungen
Herausgeber: J. Schwarzmeier E. Deutsch K. Karrer
Springer-Verlag Wien New York 1984

Etoposid in der Behandlung des inoperablen Bronchuskarzinoms

H. Hausmaninger

1. Medizinische Abteilung (Vorstand: Prof. Dr. *F. Sandhofer*)
der Landeskrankenanstalten Salzburg

Das Bronchuskarzinom ist in der Krebsinzidenz mit 22% nach wie vor die häufigste bösartige Neubildung des Mannes, jedoch ist auch bei Frauen ein beträchtlicher Anstieg in der Häufigkeit der Neuerkrankungen festzustellen – 1981 waren in den U.S.A. 8% aller Neoplasien bei Frauen Bronchuskarzinome (1).

Deprimierend ist jedoch nicht nur die Häufigkeit der Karzinomerkrankung, sondern auch die Tatsache, daß zum Zeitpunkt der Diagnosestellung nur noch etwa 20% aller Patienten operabel sind, die 5-Jahres-Überlebensraten selbst bei „chirurgisch-radikal" behandelten Patienten jedoch nur um 25% gelegen sind (2). Daraus geht hervor, daß sich für den Großteil der Patienten mit Bronchuskarzinom entweder bereits primär (zum Zeitpunkt der Diagnose) oder nach Auftreten eines Rezidivs die Frage einer palliativen medikamentösen Therapie stellt – auf den Stellenwert einer ebenso in Betracht zu ziehenden Strahlenbehandlung soll an dieser Stelle nicht näher eingegangen werden.

Aufgrund unterschiedlicher biologischer Eigenschaften, der therapeutischen Erfolgsaussichten bzw. der Prognose (siehe Tab. 1) hat es sich als zweckmäßig erwiesen, 2 große Krankheitsgruppen von Bronchuskarzinomen getrennt voneinander zu betrachten.

Entsprechend der 1967 durch die WHO publizierten histologischen Klassifikation (4) werden im internationalen Sprachgebrauch kleinzellige bzw. Plattenepithel-, Adeno- und großzellige Geschwülste in der Gruppe der nichtkleinzelligen Bronchuskarzinome unterschieden.

Tabelle 1. *5-Jahres-Überlebensrate, abhängig vom histologischen Typ (3)*

Adenokarzinom	23%
Plattenepithelkarzinom	18%
Großzelliges Karzinom	13%
Kleinzelliges Karzinom	2%

Neben verschiedenen anderen prognostischen Kriterien stellt die Tumorausbreitung zu Behandlungsbeginn einen entscheidenden Faktor dar. In den meisten Therapiestudien hat sich die Unterteilung in „limited disease" und „extensive disease" bewährt, wobei sich nach Durchführung prätherapeutischer Abklärungsuntersuchungen die Erkrankung entweder als auf einen Halbthorax und supraklavikuläre Lymphknoten („limited disease") oder als darüber hinausgehend („extensive disease") erweist.

Etoposid in der Behandlung nichtkleinzelliger Bronchuskarzinome

Etwa 80% aller Bronchuskarzinome können als nichtkleinzellig eingestuft werden (5). Obwohl in dieser heterogenen Gruppe verschiedener Tumorentitäten die Ansprechbarkeit auf diverse zytostatisch wirksame Substanzen unterschiedlich ist, sind die mitgeteilten Remissionsraten meist nicht nach den einzelnen histologischen Subtypen aufgeschlüsselt. Objektive Tumorrückbildungen finden sich bei zirka 10 bis 20% aller Patienten (siehe Tab. 2), wobei komplette Remissionen selten sind, die mediane Remissionsdauer 3 bis 4 Monate beträgt und sich das Überleben Behandelter meist nicht signifikant von dem unbehandelter Patienten unterscheidet.

Tabelle 2. *Monotherapie – nichtkleinzelliges Bronchuskarzinom*

Substanz	Remissionsrate (%)	Autoren
Vincristin	10	*Hansen et al.*
Vindesin	15–24	*Gralla, Mattson, Furnas et al.*
Adriamycin	13–25	*Blum, Rozencweig*
Methotrexat	12–30	*Monfardini et al.*
Hexamethylmelamin	20	*Monfardini et al.*
Cis-Platinum	10–18	*Hansen et al., de Jager et al.*
Ifosfamid	25–37	*Hansen et al., Morgan et al.*

Die Ergebnisse der Anwendung von Etoposid in der Monotherapie sind leider keineswegs besser (siehe Tab. 3).

Aufgrund der unbefriedigenden Aktivität von Monosubstanzen bei nichtkleinzelligen Bronchuskarzinomen sind in den letzten Jahren zahlreiche Chemotherapiekombinationen geprüft worden. Während die Kombination von Etoposid mit „konventionellen" Substanzen eher enttäuschende Ergebnisse zeitigte (siehe Tab. 4), dürfte der im Tierver-

Tabelle 3. *Etoposid-Monotherapie – nichtkleinzelliges Bronchuskarzinom*

Autor	Regime	Patienten (n)	Remissionsrate
Nissen (6) (CALGB)	60–135 mg/m² intravenös (2mal wöchentlich)	60	3%
Itri (7) (MSKCC)	140 mg/m² intravenös, 3mal (alle 4 Wochen)	49	4%
Falkson (8)	200–400 mg peroral, 5mal	9	11%
Eagan (9) (Mayo)	140 mg/m² intravenös, 3mal (alle 4 Wochen)	45	20%
Total		162	8%

Tabelle 4. *Etoposid-Kombinationen – nichtkleinzelliges Bronchuskarzinom (ohne Cis-Platinum)*

Autor	Kombination	Patienten (n)	Remissionsrate
Cavalli (10)	VP16/CYC/MTR/VCR	19	16%
Eagan (11)	VP16/CYC	5	0%
Morasca (12)	VP16/CYC	27	7,4%
Schilcher (13)	VP16/IFF	9	0%

CYC = Cyclophosphamid, MTX = Methotrexat, VCR = Vincristin, IFF = Ifosfamid.

Tabelle 5. *Etoposid-Cis-Platin-Kombination (nichtkleinzelliges Bronchuskarzinom)*

Autor	Regime	Patienten (n)	RR	Mittlere Remissionsdauer
Dhingra (15)	VP 16: 100 mg/m² 3mal DDP: 80 mg/m²	40	17%	—
Mitrou (16)	VP 16: 100 mg/m² 3mal DDP: 90 mg/m²	26	19%	6–11 Monate
Cavalli (17)	VP 16: 100 mg/m² 3mal DDP: 100 mg/m²	32	31%	+ 3 Monate
Klastersky (18)	VP 16: 120 mg/m² 3mal DDP: 60 mg/m²	69	41%	+ 4 Monate

such beobachtete Synergismus zwischen Etoposid und Cis-Platinum (14) auch in den Ergebnissen klinischer Studien seinen Niederschlag gefunden haben (siehe Tab. 5).

Durch Kombinationen von Cis-Platinum mit VP16 oder mit Vindesin (19) ist ein therapeutisches Ansprechen in 30 bis 40% der Fälle und von 6 bis 8 Monaten Dauer zu erwarten.

Etoposid in der Behandlung des kleinzelligen Bronchuskarzinoms

Etwa 20% aller Bronchuskarzinome werden histologisch als anaplastisch kleinzellig eingestuft. Die Prognose unbehandelter Patienten mit kleinzelligem Bronchuskarzinom ist deutlich schlechter als in der Gruppe nichtkleinzelliger Bronchuskarzinome und beträgt nach einer Untersuchung der Veterans Administration Lung Cancer Study Group im Mittel 2,4 Monate (20). Wegen der frühen Generalisationstendenz wird diese Tumorform heute nur ausnahmsweise bei spezieller Indikationsstellung operiert, zeichnet sich aber durch eine sehr hohe Strahlen- und auch Chemotherapiesensibilität aus. Während durch alleinige radiotherapeutische Maßnahmen das Überleben auf 5 bis 8 Monate angehoben werden kann, findet sich durch die Möglichkeiten der medikamentösen Systemtherapie eine beträchtliche Verbesserung der Langzeitergebnisse.

Tabelle 6. *Monotherapie beim kleinzelligen Bronchuskarzinom*

Substanz	Patienten (n)	RR
VP16-213	197	43%
Vincristin	43	42%
Nitrogen mustard	80	39%
Methotrexat	79	39%
Hexamethylmelamin	67	36%
Cyclophosphamid	189	28%
Adriamycin	48	25%
Procarbazin	44	25%
CCNU	76	14%
Cis-Platinum	28	12%

In der Monotherapie stehen zahlreiche wirksame Substanzen zur Verfügung (siehe Tab. 6). Neben Vincristin, Adriamycin, Cyclophosphamid und Methotrexat hat sich Etoposid in der Behandlung des kleinzelligen Bronchuskarzinoms etabliert. Es läßt sich in der Monotherapie eine objektivierbare Tumorrückbildung in etwa 40% der Fälle erwarten.

Tabelle 7. *Etoposid-Monotherapie – kleinzelliges Bronchuskarzinom*

Autor	Regime	Pat. (n)	Remissionsrate
Falkson	300–400 mg peroral 5mal (alle 2 Wo.)	19	20%
Cohen	200 mg/m²/Wo.	16	25%*
Anderson	200 mg/m² peroral 5mal (alle 4 Wo.)	33	33%
Jungi	60 mg/m² 5mal (alle 4 Wo.)	21	42%
Eagan	125–140 mg/m² intravenös 3mal (alle 4 Wo.)	16	44%*
Cavalli	R ↗ 250 mg/m² intravenös/Wo.	20	20%*
	R — 170 mg/m² peroral 3mal (3 Wo.)	17	65%
	R ↘ 170 mg/m² peroral 5mal (3 Wo.)	19	42%
Hansen	200 mg/m² peroral 5mal (alle 3 Wo.)	40	50%*
Total		201	39%

* Zum Teil vorbehandelte Patienten

Neben einer Dosisabhängigkeit der therapeutischen Aktivität dürfte auch eine „schedule dependency" bestehen, da VP16, über mehrere Tage verteilt gegeben, wirksamer zu sein scheint als bei wöchentlichen Bolusinjektionen (siehe Tab. 7).

Tabelle 8. *Etoposid-Kombinationen – kleinzelliges Bronchuskarzinom*

Autor	Kombination	Pat. (n)	RR (%CR)	Überleben (Mo.)	
				Lim.	Ext.
Wellens	VP16+IFF	41	46% (27)	18	10
Klastersky	VP16+ADM + DDP	36	83% (39)	+14	+10
Broder	VP16+ADM +PCZ	39	88%	11	9
Havemann	VP16+VDS +IFF	33	85% (18)	11 Mo.	
Aisner	VP16+ADM +CYC	30	97% (60)	+14	9,5
Valdivieso	VP16+ADM +CYC+VCR (ECHO)	49	100% (70)	CR +17	PR +12

IFF = Ifosfamid, DDP = Cis-Platinum, VCR = Vincristin, PCZ = Procarbazin, ADM = Adriamycin, CYC = Cyclophosphamid, VDS = Vindesin, CR = komplette Remission, PR = partielle Remission.

Tabelle 9. *Alternierende Kombinationstherapie – kleinzelliges Bronchuskarzinom*

Autor	Therapie	Pat. (n)	RR (%CR)	Überleben Lim.	Überleben Ext.
Abeloff (25)	VP 16/ADM/CYC → BCNU/VCR/MTX/PCZ	54	84% (28)	378 Tage	
Aroney (26)	VCR/MTX/CYC → VP 16/ADM	98	76% (30)	43/58 Wo. (PR/CR)	24/49 Wo. (PR/CR)
Sierocki (27)	VP 16/DDP → VCR/ADM/CYC	38	Lim. 100% Ext. 88%	22 Mo.	11 Mo.
Lininger (Mayo) (28)	R ↗ VP 16/VCR/DDP → <u>ADM</u>/DTIC	66	91%		40 Wo.
	R ↘ ADM/VP 16/DDP → <u>CYC</u>/DTIC	(ext.)	82%		42 Wo.
Aisner (24)	R ↗ VP 16/ADM/CYC	109	89% (64)	14 Mo.	9 Mo.
	R ↘ VP 16/ADM/CYC → COMP		83% (40)	(30% > 3 Jahre!)	

ADM = Adriamycin, VCR = Vincristin, PCZ = Procarbazin, CYC = Cyclophosphamid, MTX = Methotrexat, DDP = Cis-Platinum.

Am geeignetsten erwies sich die intravenöse Applikation von 60 bis 120 mg pro Quadratmeter Körperoberfläche über jeweils 3 bis 5 Tage bzw. im Abstand von 3 Wochen. Die Dosierung muß allerdings bei peroraler Verabreichung etwa verdoppelt werden, da Etoposid nur zu etwa 50% resorbiert wird (21).

Durch Kombination von VP16 mit jeweils 2 bis 4 verschiedenen Zytostatika läßt sich die Effektivität der Chemotherapie bei kleinzelligem Bronchuskarzinom erheblich steigern. Während im Stadium „extensive disease" prognostisch wichtige Vollremissionen in 30 bis 40% der Fälle zu erzielen sind, erhöht sich dieser Prozentsatz bei Patienten mit „limited disease" auf 60 bis 100% (22, 23, 24). Das mediane Überleben wird im Stadium „extensive disease" mit 6 bis 10 Monaten, bei Vorliegen von „limited disease" mit 12 bis 20 Monaten angegeben (siehe Tab. 8).

Erfreulicherweise wird in den letzten Jahren über einen erhöhten Prozentsatz an sogenannten Langzeitüberlebenden mit kleinzelligem Bronchuskarzinom berichtet. Etwa 30% der Patienten überleben mehr als 2 Jahre, 10 bis 20% mehr als 3 Jahre (23, 24). Möglicherweise ist eine weitere Verbesserung in Hinkunft durch den Einsatz nichtkreuzresistenter alternierender Chemotherapieprogramme zu erwarten (siehe Tab. 9).

Eigene Behandlungsergebnisse

In einer Phase-II-Studie wurden 36 Patienten mit inoperablem Bronchuskarzinom mit einer Kombinationschemotherapie, bestehend aus VP16-213, Methotrexat und Cyclophosphamid (VMC), behandelt. Dosierung und Timing der Medikamente: VP16 120 mg/m^2 als Kurzinfusion an den Tagen 1 bis 3, Methotrexat 30 mg/m^2 am Tag 1 sowie Cyclophosphamid 400 mg/m^2 am Tag 1. Voraussetzung für den Beginn der Chemotherapie war ein Leukozytenwert von 4000 bzw. Thrombozytenwert über 100.000. Diese Therapie wurde frühestens nach 3 Wochen wiederholt und im Fall einer Leuko- oder Thrombozytopenie um jeweils eine Woche verschoben.

a) Nichtkleinzellige Bronchuskarzinome

12 Patienten mit histologisch gesichertem und inoperablem Bronchuskarzinom wurden dem angeführten Chemotherapieprogramm unterzogen (siehe Tab. 10). Bei 3 Patienten fand sich ein Adenokarzinom, bei 3 ein großzelliges und bei 6 Patienten ein Plattenepithelkarzinom. Die Tumorausbreitung war 8mal „limited" bzw. 4mal „extensive", 4 Patienten hatten bereits früher eine palliative Kombinationschemotherapie unter Ausschluß von Etoposid erhalten.

Tabelle 10. *Patientencharakteristik (VMC) (nichtkleinzellige Bronchuskarzinome)*

Patienten (n)	12
♂	10
♀	2
Alter (med.)	60 (41–68)
Karnofsky-Index (∅)	56
Gewichtsverlust (>10%)	6/12
Histologie:	
Adenokarzinom	3
großzelliges Karzinom	3
Plattenepithelkarzinom	6
Tumorausbreitung:	
limited	8
extensive (2 ossär, 2 hepatal)	4
Frühere Chemotherapie	4

Tabelle 11. *Behandlungsergebnisse (VMC) (nichtkleinzellige Bronchuskarzinome)*

Pat. (n.)	CR	PR	NC	P	Mittlere Remissionsdauer (PR + NC)	Mittleres Überleben
12	–	2	3	7	~ 4 Mo.	PR + NC: 8 Mo. P: 4 Mo.

CR = komplette Remission, PR = partielle Remission, NC = no change, P = Progression.

2 von allen 12 auswertbaren Patienten erreichten eine partielle Remission (> 50%), die 3 bis 4 Monate anhielt. 3 Patientenverläufe wurden als „no change" (Dauer: 4,5 und 6 Monate) klassifiziert, bei 7 Patienten war die Erkrankung progredient. Die mittlere Überlebensdauer – 4 Patienten mit partieller Remission und „no change" – betrug 8 Monate, bei progredienter Erkrankung 4 Monate (siehe Tab. 11).

b) Kleinzellige Bronchuskarzinome

24 Patienten, davon 15 mit „limited disease" bzw. 9 mit „extensive disease", erhielten in gleicher Weise wie oben beschrieben, das VMC-Schema. Alle Patienten waren chemotherapeutisch nicht vorbehandelt, 6 Patienten waren zuvor bestrahlt, 4 Patienten operiert worden (siehe Tab. 12).

Tabelle 12. *Patientencharakteristik (VMC) (kleinzellige Bronchuskarzinome)*

Patienten (n)	24
♂	18
♀	6
Alter (med.)	62
	(47–74)
Karnofksy-Index (∅)	67
Gewichtsverlust (>10%)	11/24
Tumorausbreitung:	
limited	15
extensive	9
(ossär	3
hepatal	4
zerebral	1
Weichteile	1)
Frühere Chemotherapie	–
Radiotherapie	6
Operation	4
(Probethorakotomie, Pneumonektomie)	

Tabelle 13. *Behandlungsergebnisse (kleinzelliges Bronchuskarzinom)*

Regime	Pat. (n)	CR	PR	NC	P	Mittlere Remissions-dauer	Mittleres Überleben
VMC	24	8	10	3	3	8 Mo.	LD: 11 Mo.
		75%					(5–37)

V = VP16-213, M = Methotrexat, C = Cyclophosphamid, CR = komplette Remission, PR = partielle Remission, NC = no change, P = Progression.

Die Remissionsrate betrug insgesamt 75%, der Anteil der kompletten Remissionen allerdings nur 8 von 24 Patienten. 3mal fand sich ein „no change", 3 Patientenverläufe waren progredient (siehe Tab. 13). Das mittlere Überleben war auf 8 bzw. 11 Monate für „extensive disease" bzw. „limited disease" beschränkt.

c) *Toxizität*

Wie in Tab. 14 aufgeführt, war in den meisten Fällen ein beträchtlicher Haarausfall zu verzeichnen (80%), eine Leukopenie unter 2500 wurde in 28% der Fälle, eine Thrombopenie unter 100.000 bei nur 12% der Patienten beobachtet. Ein Drittel aller Patienten klagte über Nausea bzw. Vomitus. Therapiebedingte Komplikationen, die einen Abbruch der Therapie bedingt hätten, wurden jedoch nicht beobachtet.

Tabelle 14. *Toxizität: VMC-Schema*

Alopezie	80%
Leukopenie (< 2500)	28%
Thrombopenie (<100.000)	12%
Anämie (<10 g/de)	12%
Gastrointestinale Toxizität	30%
Urotoxizität	0%

Zusammenfassung und Diskussion

Bei nichtkleinzelligen Bronchuskarzinomen liegt die Ansprechrate auf eine Etoposidmonotherapie zwischen 10 und 20%, die mittlere Remissionsdauer beträgt 3 bis 4 Monate. Auch in der Kombinationschemotherapie ist mit einer objektivierbaren Tumorregression in lediglich 30 bis 40% der Fälle zu rechnen, die 6 bis 8 Monate anhält. Das mittlere Überleben wird mit 8 bis 10 Monaten angegeben, wobei Responder signifikant länger leben als Nonresponder. Kombinationen unter Einschluß von Cis-Platinum sind wahrscheinlich Behandlungsregimen ohne den Metallkomplex überlegen.

Diese Vermutung wird auch durch unsere eigenen enttäuschenden Behandlungsergebnisse mit der Kombination VP16, Methotrexat und Cyclophosphamid bestätigt. Da höhere Remissionsraten moderner Chemotherapiekombinationen jedoch mit relativ hoher Toxizität erkauft werden müssen, kann die Chemotherapie nichtkleinzelliger Bronchuskarzinome weiterhin nicht als Routinebehandlung angesehen werden und sollte vorwiegend symptomatischen Patienten vorbehalten sein.

In der Chemotherapie des kleinzelligen Bronchuskarzinoms scheint VP16 eine der wirksamsten Substanzen zu sein. Die monotherapeutische Aktivität liegt bei 40%, in Kombinationsregimen sind Remissionsraten zwischen 60 und 100% möglich, wobei vor allem der Anteil prognostisch günstiger kompletter Remissionen auf 50 bis 60% angehoben werden konnte. Patienten mit lokoregionär begrenzter Erkrankung überleben im Mittel 12 bis 20 Monate, Patienten mit extrathorakaler Tumorausbreitung 6 bis 10 Monate. Der Anteil von Patienten mit Langzeitüberleben liegt derzeit bei 20%.

Ob durch alternierende Applikation nichtkreuzresistenter Zytostatikakombinationen eine weitere wesentliche Verbesserung der Langzeitergebnisse erzielt werden kann, muß noch durch sorgfältig geplante randomisierte Studien belegt werden.

Literatur

1. *Silverberg, E.:* Cancer Statistics. American Cancer Society. 1981.
2. *Carter, S. K., et al.:* Chemotherapy of cancer, S. 193–199. New York-London-Sydney-Toronto: Wiley Medical Publication. 1977.
3. *Katlic, M., Carter, D.:* Prognostic implication of histology, size and location of primary tumors. In: Lung Cancer: Progress in Therapeutic Research (*Muggia, F., Rozencweig, M.*, Hrsg.), S. 143–150. New York: Raven Press. 1979.
4. *Kreyberg, L.:* Histologic typing of lung tumours. Geneva: World Health Organization. 1967.
5. *Monfardini, S., et al.:* Manual of cancer chemotherapy, 3. Aufl., S. 123–127. Geneva: UICC. 1981.
6. *Nissen, I., et al.:* Clinical trial of VP16-213 i. v. twice weekly in advanced neoplastic disease. Cancer *45*, 232–235 (1980).
7. *Itri, L., et al.:* Phase II trial of VP16-213 in non-small cell lung cancer (NSCLC). Cancer Clinical Trials *1981.*
8. *Falkson, G., et al.:* A clinical trial of the oral form of 4'-demethylepipodophyllotoxin-β-D-ethylidene glucoside. Cancer *35*, 1141–1144 (1975).
9. *Eagan, R., et al.:* VP16-213 chemotherapy for advanced squamous cell and adenocarcinoma of the lung. Cancer Treat. Rep. *62*, 843–844 (1978).
10. *Cavalli, F., et al.:* A combination of cyclophosphamide, methotrexate, vincristine and VP16-213 (NSC 141540) in the treatment of bronchogenic carcinoma. Tumori *63*, 169–173 (1977).
11. *Eagan, R., et al.:* Cyclophosphamide and VP16 with or without cisplatinum in squamous cell and small cell lung cancer. Cancer Treat. Rep. *65*, 453–458 (1981).
12. *Morasca, L., et al.:* VP16-213 and cyclophosphamide in non oat cell bronchogenic carcinoma. First Internat. Symposium on the Podophyllotoxins in Cancer Therapy. Southampton, England, 8. und 9. Juli 1981.
13. *Schilcher, R. B., et al.:* Ifosfamide and VP16-213 combination chemotherapy in inoperable bronchogenic carcinoma. Abstracts of the Fifth Annual Meeting of the Medical Oncology Society, Nice, France, 1. bis 3. Dezember 1979, S. 43. Berlin-Heidelberg-New York: Springer. 1979.
14. *Mabel, J. A., et al.:* Therapeutic synergism in murine tumours for combinations of cisplatinum with VP16-213 or BCNU. Proc. AACR and ASCO *20*, 230 (1979).
15. *Dhingra, H. M., et al.:* Phase II clinical study of cis-dichlorodiammineplatinum (CCDP) and VP16-213 (VP16) in combination for patients (PTS) with extensive non-small cell lung cancer (E-NSCLC). Proc. AACR and ASCO *22*, 200 (1981).
16. *Mitrou, P. S., et al.:* Behandlungsergebnisse mit VP16-213 und Cisplatinum bei inoperablen nichtkleinzelligen Bronchuskarzinomen. Etoposid-Symposium, Frankfurt/Main, Mai 1981.
17. *Cavalli, F., Joss, R.:* Cisplatinum and etoposide (DDP/VP16-213) in the treatment of non-small cell lung cancer. Proceedings International Symposium, New Drugs for Cancer Therapy in the Eighties, Rome 1981.

18. *Klastersky, J., et al.:* Therapy with cisplatinum and etoposide in bronchogenic squamous cell cancer and adenocarcinoma. Proceedings of International Symposium, New Drugs for Cancer Therapy in the Eighties, Rome 1981.
19. *Gralla, R. J., et al.:* Cisplatinum and Vindesine combination chemotherapy for advanced carcinoma of the lung: A randomized trial investigating two dosage schedules. Ann. Int. Med. *95,* 414–420 (1981).
20. *Hyde, L., et al.:* Cell type and the natural history of lung cancer. JAMA *193,* 140–142 (1965).
21. *Brunner, K. W., et al.:* Comparison of the biologic activity of VP16-213 given i.v. and orally in capsules or drink ampules. Cancer Treat. Rep. *60,* 1377–1379 (1976).
22. *Klastersky, J., et al.:* Cisplatinum, ADM and etoposide (CAV) for remission induction of small-cell bronchogenic carcinoma: evaluation of efficacy and toxicity and pilot study of a "late intensification" with autologous bone-marrow rescue. Cancer *50* (4), 652–658 (1982).
23. *Aisner, J., et al.:* Doxorubicin, cyclophosphamide and VP16-213 (ACE) in the treatment of small cell lung cancer. Cancer Chemother. Pharmacol. *7* (2/3), 187–193 (1982).
24. *Aisner, J., et al.:* Combination chemotherapy for small cell carcinoma of the lung: continuous versus alternating non-cross-resistant combinations. Cancer Treat. Rep. *66* (2), 221–230 (1982).
25. *Abeloff, M. D., et al.:* Intensive induction chemotherapy in 54 patients with small cell carcinoma of the lung. Cancer Treat. Rep. *65* (7–8), 639–646 (1981).
26. *Aroney, R. S., et al.:* Alternating non-cross-resistant combination chemotherapy for small cell anaplastic carcinoma of the lung. Cancer *49* (12), 2449–2454 (1982).
27. *Sierocki, J. S., et al.:* Cis-dichlorodiammineplatinum (II) and VP16-213: An active induction regimen for small cell carcinoma of the lung. Cancer Treat. Rep. *63,* 1593–1597 (1979).
28. *Linninger, T. R., et al.:* Evaluation of alternating chemotherapy and sites and extent of disease in extensive small cell lung cancer. Cancer *48,* 2147–2153 (1981).

Etoposid (VP 16-213)
in der Therapie
maligner Erkrankungen
Herausgeber: J. Schwarzmeier E. Deutsch K. Karrer
Springer-Verlag Wien New York 1984

Etoposid in der Behandlung des Bronchuskarzinoms*

O. Kokron

Ludwig Boltzmann-Institut für Klinische Onkologie
(Vorstand: Prof. Dr. *H. Denck*, Doz. Dr. *G. Alth*)
im Krankenhaus der Stadt Wien–Lainz

Einführung

In einer Reihe von Studien konnte nachgewiesen werden, daß Etoposid (VP16-213, Vepesid®) beim kleinzelligen Bronchuskarzinom auch als Monotherapie hohe Ansprechraten erzielt (1, 5). Nach *Hansen* (7) beträgt die Ansprechrate 4 bis 65% mit einem Medianwert von 41%. Wie sehr hier die Angaben differieren, zeigt auch eine eben abgeschlossene Studie von *Tanneberger* (14) mit einer Ansprechrate von 20%. Neben den bekannten Problemen der histologischen Klassifikation erklären vor allem die unterschiedlichen Dosierungs- und Verabreichungsformen der Etoposidtherapie solche Differenzen. Bei den nichtkleinzelligen Bronchuskarzinomen ist die Effektivität der Etoposidmonotherapie mäßig. Lediglich beim Pflasterzellkarzinom werden Ansprechraten von bis 18% berichtet (4). Sowohl bei kleinzelligen wie bei nichtkleinzelligen Tumorformen wird allerdings dieses Zytostatikum heute nicht allein, sondern in Kombination mit anderen Substanzen eingesetzt (2, 3, 12, 13). Experimentell und klinisch hat sich insbesondere ein Synergismus mit Cis-Diamminedichloroplatinum nachweisen lassen (8, 9, 11). Dies ist vor allem bei den wenig chemosensiblen nichtkleinzelligen Formen von besonderem klinischen Interesse. Verabreicht wird Etoposid vor allem intravenös, jedoch hat sich auch die orale Zufuhr bewährt, wobei sowohl Trinkampullen als auch

---

* Besonderer Dank sei Herrn Primarius Dr. *R. Titscher* und Herrn Prim. Dr. *H. Zwick* ausgesprochen für die Unterstützung und Überlassung der entsprechenden Krankengeschichten, Herrn Prof. Dr. *F. Olbert* für die angiologischen Untersuchungen, die technische Durchführung der intraarteriellen Infusionen und Überlassung der hier veröffentlichten Abbildung sowie Herrn Dr. *W. Scheiner* für die Unterstützung bei der klinischen Durchführung der Behandlungen.

Kapseln verwendet werden (6). Über die intraarterielle Infusion mit Etoposid (10) wird im folgenden noch berichtet. Die zuletzt veröffentlichten Ergebnisse sind besonders nach Polychemotherapien mit Etoposid beim kleinzelligen Bronchuskarzinom eindrucksvoll. Nach *Hansen* (7) beträgt die Rate an kompletten und partiellen Remissionen 80 bis 90% mit einer Dauer von 9 bis 10 Monaten und einer stadienabhängigen medianen Überlebenszeit der Patienten von 11 bis 13 Monaten. Dabei sollen 5 bis 8% der Patienten eine mehrjährige Remission mit der Möglichkeit einer Heilung erreichen.

In der vorliegenden Arbeit werden die Langzeitergebnisse einer Etoposidchemotherapie bei 90 Patienten des eigenen Krankengutes vorgelegt. Es wurden alle Patienten mit Bronchuskarzinom berücksichtigt, die wenigstens eine Teilbehandlung mit Etoposid als Monotherapie oder in Kombination mit anderen Zytostatika erhalten haben. Die relevanten Prognosefaktoren werden in der Auswertung berücksichtigt. Die Nachteile einer solchen retrospektiven Auswertung sind bekannt. Hier sind vor allem zu nennen: die bezüglich Prognosefaktoren nicht selektionierte Patientenpopulation, das Fehlen eines gültigen Vergleichskollektivs, die Durchführung nur weniger Etoposidmonotherapien und das Vorhandensein mehrerer differierender Therapieformen. Als positiv darf die relativ hohe Patientenzahl gewertet werden sowie die Tatsache, daß in jedem Fall standardisierte prospektive Dokumentation vorliegt, wie es bei unseren Patienten mit Bronchuskarzinom obligat ist. Es dürfte von klinischem Interesse sein, der Frage nachzugehen, welche Therapieergebnisse an einem unausgewählten Krankengut und ohne Aussonderung der Frühtodesfälle oder anderer nicht auswertbarer Fälle erreichbar sind.

Krankengut und Methode

In die vorliegende Auswertung wurden sämtliche Patienten mit verifiziertem Bronchuskarzinom aufgenommen, die in der Zeit vom 1. Dezember 1976 bis 12. Januar 1983 an der Abteilung für Lungenerkrankungen des Krankenhauses der Stadt Wien–Lainz und in der Ambulanz des Ludwig Boltzmann-Instituts für Klinische Onkologie aufgenommen und in der Folge mit Etoposid als Mono- oder Polychemotherapie behandelt wurden.

Verlaufsbeobachtungen liegen bis zum Stichtag 31. Juli 1983 vor. Es handelt sich um insgesamt 90 Patienten, davon 74 Männer und 16 Frauen. Das Alter der Patienten bei Therapiebeginn betrug 32 bis 76 Jahre mit einem Medianwert von 57. Histologisch handelt es sich um 54 kleinzellige und 36 nichtkleinzellige Bronchuskarzinome (davon 17 Adenokarzinome, 7 Pflasterzellkarzinome, 1 großzelliges Karzinom und 11 andere und kombinierte Formen). Das Stadium (UICC 1978) bei Therapiebeginn: Stadium II bei 20 Patienten, Stadium III bei 30 und Stadium IV bei 37 Patienten; unklares Stadium in 3 Fällen.

Etoposid wurde bei 6 Patienten als Monotherapie eingesetzt (bei 3 Patienten intravenös, bei 3 Patienten intraarteriell) und in 84 Fällen in Kombination mit anderen Zytostatika. Die Etoposidtherapie war in 46 Fällen primäre Tumortherapie, während sie in 44 Fällen einer vorausgehenden anderen Tumortherapie folgte (Tab. 1).

Tabelle 1. *Anamnese der 90 Patienten bezüglich eventueller Vorbehandlung*

A. Ohne vorausgehende Tumortherapie		46
B. Vorausgehende	Operation	7
	Operation + Strahlentherapie	2
	Operation + Strahlentherapie + Zytostatika	1
	Strahlentherapie	9
	Strahlentherapie + Zytostatika	6
	Zytostatische Therapie	19

Tabelle 2. *Dosierung des Etoposid bei 90 Patienten (in mg)*

	Min.	Max.	Medianwert
Einzeldosis (Tagesdosis)	50	200	100
Dosis pro Behandlung	100	900	300
Gesamtdosis	200	7200	1200

Die verabreichten Einzel- und Gesamtdosen sind in Tab. 2 ausgewiesen. Wenn wir von 10 Fällen mit Probethorakotomien absehen, gingen der Etoposidbehandlung folgende, durchwegs nichtradikale, chirurgische Eingriffe voraus: bei 2 Patienten eine Segmentresektion, bei 6 Patienten eine Lobektomie und bei je einem Patienten eine Bilobektomie, Pneumonektomie bzw. operative Entfernung einer Gehirnmetastase. Verabreicht wurde Etoposid bei 7 Patienten per os (Kapseln), bei 77 Patienten intravenös und bei 6 Patienten intraarteriell.

Zur intraarteriellen Etoposidtherapie

Bei 6 ausgewählten Patienten mit verifiziertem Bronchuskarzinom wurde Etoposid intraarteriell verabreicht. Voraussetzung war ein gut lokalisierbarer und angiographisch darstellbarer Tumor. Dies war in 5 Fällen der pulmonale Primärtumor und in einem Fall eine ausgedehnte, Weichteile und Knochen erfassende Metastase im Unterkiefer. Der arterielle Zugang war bei den Lungentumoren die A. bronchialis und bei der Unterkiefermetastase die A. carotis externa. In allen Fällen war die intraarterielle Chemotherapie als Einleitung einer nachfolgenden systemischen Behandlung konzipiert und jeweils nur einmal durchgeführt worden.

Fall 1: 71jähriger Patient mit kleinzelligem zentralem Bronchuskarzinom des linken Oberlappens, ausgedehnten mediastinalen und Halslymphomen sowie einer destruierenden Unterkiefermetastase links. Initiale Infusion von 400 mg Etoposid in 24 Stunden über die linke A. carotis externa. Nach 14 Tagen Beginn der systemischen Chemotherapie.

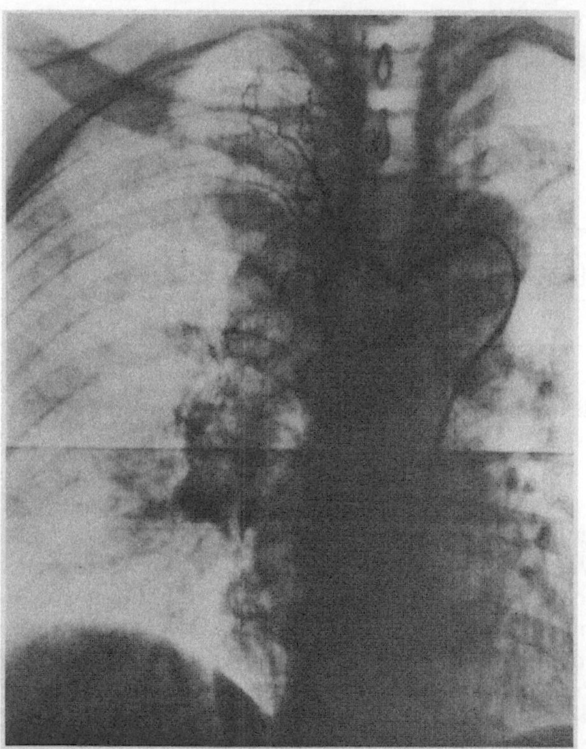

Abb. 1. Intraarterielle Infusion über einen Truncus intercostobronchialis rechts mit hoher Tumorselektivität. Siehe Fall 6 im Text. Angiographische Darstellung vor Einleitung der Chemotherapie

(Für die Überlassung der Abbildung sei Herrn Prof. Dr. *F. Olbert* gedankt.)

Fall 2: 68jähriger Patient mit zentralem kleinzelligem Bronchuskarzinom des rechten Oberlappens, Lappenatelektase und mediastinalen Lymphomen. Infusion von 200 mg Etoposid über einen Truncus communis der A. bronchialis mit angiographisch kontrollierter sehr guter Selektivität des Oberlappentumors. Infusionsdauer: etwa 5 Stunden. Nach 18 Tagen Beginn der systemischen Chemotherapie.

Fall 3: 57jähriger Patient mit zentralem kleinzelligem Bronchuskarzinom des rechten Oberlappens und mediastinalen Lymphomen. Verabreicht wurden 200 mg Etoposid über einen Truncus communis der A. bronchialis mit mäßig selektiver Beschickung des rechten Oberlappens. Systemische Chemotherapie nach 23 Tagen.

Fall 4: 62jähriger Patient mit zentralem kleinzelligem Bronchuskarzinom des rechten Oberlappens und mediastinalen Lymphomen. Einmalige Infusion von 100 mg Etoposid + 50 mg Cis-Platin über einen Truncus intercostobronchialis mit guter Selektivität der Tumorregion. Infusionsdauer: 6 Stunden. Nachfolgende intravenöse Chemotherapie nach 16 Tagen.

Fall 5: 71jähriger Patient mit zentralem Bronchuskarzinom des linken Oberlappens, Lappenatelektase und mediastinalen Lymphomen. Histologisch ein undifferenziertes, kleinzelliges Karzinom mit Pflasterzellanteilen. Verabreicht wurden 1 mg Vincristin + 200 mg Etoposid über die A. bronchialis sin. mit mäßig guter Tumorselektivität. Nachfolgende systemische Chemotherapie nach 14 Tagen.

Fall 6: 54jähriger Patient mit peripherem gemischtzelligem Bronchuskarzinom (unreifes Adenokarzinom mit kleinzelligen Anteilen) des rechten Unterlappens, mit mediastinalen und supraklavikulären Lymphknotenmetastasen. Einmalige Zufuhr von 1 mg Vincristin + 200 mg Etoposid + 80 mg Adriamycin über einen Truncus intercostobronchialis rechts mit hoher Tumorselektivität (Abb. 1). Intravenöse Chemotherapie nach 41 Tagen.

Ergebnisse

Die unter der Etoposidtherapie beobachteten Tumorveränderungen werden wie folgt definiert: Komplette Remission (CR) ist die völlige Rückbildung aller Tumormanifestationen ohne Neuauftreten von Metastasen, partielle Remission (PR) ist die Tumorverkleinerung um mehr als 50%, minimale Remission (MR) die Tumorverkleinerung um weniger als 50%, stationäres Tumorverhalten (NC) ein Verlauf ohne meßbare Tumorveränderung und Progredienz (PG) Tumorvergrößerung unter der Therapie. Tumormessungen erfolgten anhand des Thorax-Röntgenbildes in 2 Ebenen. Die minimale Dauer der Veränderungen beträgt einen Monat. In Tab. 3 sind die diesen Definitionen entsprechenden Tumorveränderungen aller Patienten angegeben. Wir finden 5 komplette Remissionen mit einer Dauer von 3 bis 24 Monaten (median: 5 Monate), 20 partielle Remissionen mit einer Dauer von 1 bis 13 Monaten (median: 3,5 Monate) und 13 minimale Remissionen mit einer Dauer von 1 bis 5 Monaten (median: 2 Monate). Insgesamt finden wir also eine Ansprechrate (CR + PR + MR) von 38/90 Patienten = 42%. Dabei beträgt dieser Wert für die vorbehandelten Patienten 32%, für die nicht vorbehandelten 52% (genauere Angaben sind der Tab. 4 zu entnehmen). Die Ansprechrate der kleinzelligen Bronchuskarzinome beträgt 47% (25/54), die der nichtkleinzelligen Karzinome 36% (13/36).

Tabelle 3. *Tumorantwort bei 90 mit Etoposid behandelten Patienten*

Komplette Remission (CR)	5
Partielle Remission (PR)	20
Minimale Remission (MR)	13
Keine Änderung (NC)	22
Progredienz (PG)	24
Nicht beurteilbar (?)	6

Definition der Begriffe siehe Text.

Tabelle 4. *Tumorantwort in Abhängigkeit von eventuell vorausgehender anderer Tumortherapie (n = 90)*

	CR	PR	MR	NC	PG	?
A. Ohne vorausgehende andere Tumortherapie:						
1. als Monotherapie	–	1	–	1	3	–
2. als Polychemotherapie	4	10	9	7	6	5
B. Mit vorausgehender anderer Tumortherapie:						
1. Operation	–	2	–	3	1	1
2. Operation + Strahlentherapie	–	–	–	2	–	
3. Operation + Strahlen- + Chemotherapie	–	–	–	1	–	–
4. Strahlentherapie	1	–	–	4	4	–
5. Strahlentherapie + Chemotherapie	–	1	1	2	2	–
6. Chemotherapie	–	6	3	4	6	–

Tabelle 5. *Tumorantwort in Abhängigkeit vom Zelltyp (n = 90)*

	CR	PR	MR	NC	PG	?
1. Kleinzelliges Karzinom	3	14	8	13	14	2
2. Großzelliges Karzinom	–	–	–	–	1	–
3. Pflasterzellkarzinom	–	2	1	2	1	1
4. Adenokarzinom	1	3	1	4	6	2
5. Andere und gemischte Formen	1	1	3	3	2	1

Tab. 5 zeigt die Tumorantwort in Abhängigkeit vom Zelltyp des Tumors, Tab. 6 in Abhängigkeit vom Tumorstadium bei Therapiebeginn. In Tab. 7 sind die Fälle mit Etoposidmonotherapie jenen mit Chemotherapiekombinationen gegenübergestellt. Tab. 8 zeigt die Abhängigkeit von der Verabreichungsform des Etoposid, Tab. 9 jene von der Behandlungsdosis und eventuellen Fraktionierung der Gabe.

Was den zeitlichen Ablauf anlangt, so betrug die Dauer von der Erfassung des Patienten wegen Bronchuskarzinom bis zum ersten Behandlungstag mit Etoposid 11 bis 658 Tage mit einem Medianwert von

Tabelle 6. *Tumorantwort in Abhängigkeit vom Stadium bei Therapiebeginn*

	CR	PR	MR	NC	PG	?
Stadium 2	1	3	5	5	4	2
Stadium 3	3	8	5	7	7	–
Stadium 4	1	8	3	9	13	3
Stadium X	–	1	–	1	–	1

Tabelle 7. *Tumorantwort in Abhängigkeit von der Zytostatikakombination*

	n	CR	PR	MR	NC	PG	?
Etoposid-Monotherapie	6	–	1	–	2	3	–
Etoposid + DDP	33	5	8	5	6	6	3
Etoposid + IFO	19	–	3	3	4	8	1
Etoposid + IFO + VCR	3	–	1	1	1	–	–
Etoposid + IFO + DTIC	3	–	1	–	1	–	1
Etoposid + IFO + DDP	2	–	2	–	–	–	–
Etoposid + IFO + ADR	1	–	1	–	–	–	–
Etoposid + ADR	2	–	1	–	–	1	–
Etoposid + CPA + VCR + MTX	3	–	1	1	1	–	–
Etoposid + 5-FU	3	–	–	–	–	2	1
Etoposid + andere	15	–	1	3	7	4	–

DDP = Cis-Platin, IFO = Iphosphamid, VCR = Vincristin, DTIC = Dacarbazin, ADR = Adriamycin, CPA = Cyclophosphamid, MTX = Methotrexat, 5-FU = 5-Fluoruracil.

Tabelle 8. *Tumorantwort in Abhängigkeit von der Verabreichungsform des Etoposid*

	n	CR	PR	MR	NC	PG	?
1. Oral	7	–	3	2	–	1	1
2. Intraarteriell	6	–	2	1	1	2	–
3. Intravenös	77	5	15	10	21	21	5

62 Tagen, die Dauer der Etoposidtherapie 1 bis 515 Tage mit einem Medianwert von 84 Tagen. Die Überlebenszeit ab Behandlungsbeginn für alle 90 Patienten beträgt am Stichtag 31. Juli 1983 2 bis 1147 Tage (median: 185 Tage). In Tab. 10 sind die Überlebenszeiten auch für die beiden wichtigsten Zelltypen ausgewiesen. Am Stichtag waren 84 der 90 Patienten verstorben. Die Überlebenszeit für die Verstorbenen beträgt ab Therapiebeginn 2 bis 1004 Tage (median: 178 Tage). Die Überlebenszeit für die 6 noch lebenden Patienten (alle 6 sind kleinzellige Formen) beträgt 231 bis 1147 Tage (median: 395 Tage). Von den kleinzelligen Bronchuskarzinomen sind 48 mit einer Überlebenszeit von 2 bis 1004 Tagen (median: 175 Tage) verstorben.

Tabelle 9. *Tumorantwort in Abhängigkeit von der Etoposid-Dosierung und eventueller Fraktionierung der Behandlung*

	n	CR	PR	MR	NC	PG	?
A. Dosierung einer Behandlung:							
100–300 mg	52	4	14	9	10	11	4
400–900 mg	38	1	6	4	12	13	2
B. Keine Fraktionierung (Einzelgabe)	6	–	2	2	1	1	–
Fraktioniert auf 2 Tage	8	–	3	1	1	1	2
Fraktioniert auf 3 Tage	55	3	12	8	12	18	2
Fraktioniert auf 4 Tage	3	–	1	–	1	–	1
Fraktioniert auf 5 Tage	2	–	–	–	1	1	–
Verabreicht an den Tagen 1+3	11	–	2	1	5	2	1
Verabreicht an den Tagen 1+3+5	5	2	–	1	1	1	–

Tabelle 10. *Überlebenszeit der Patienten in Tagen ab Behandlungsbeginn. Stichtag: 31. Juli 1983*

	n	Davon noch lebend	Überlebenszeit in Tagen: min.–max.	Überlebenszeit in Tagen: Medianwert
A. Alle Patienten	90	6	2–1147*	185
B. Patienten mit kleinzelligem Karzinom	54	6	2–1147*	190
Patienten mit Adenokarzinom	17	0	22– 574	175

* Werte noch lebender Patienten.

Nach einem halben Jahr lebten von allen 90 Patienten noch 51% (46/90), nach einem Jahr 14% (13/90) und nach 2 Jahren noch 4 Patienten.

Für die beiden wichtigsten Zelltypen finden sich folgende Werte: von den 54 Patienten mit kleinzelligem Bronchuskarzinom lebten nach einem halben Jahr noch 54% (29/54), nach einem Jahr 17% (9/54) und nach 2 Jahren noch 3 Patienten. Von den 17 Patienten mit Adenokarzinom lebten nach einem halben Jahr noch 47% (8/17), nach einem Jahr noch ein Patient, nach 2 Jahren keiner.

Die Gruppe jener Patienten, die länger als ein Jahr gelebt haben, umfaßt 13/90 (14%). In Tab. 11 werden für diese 13 Fälle die wichtigsten Prognosefaktoren mit deren Verteilung innerhalb der Gesamtpopulation verglichen; wir finden keinen Unterschied bezüglich Geschlecht und Altersgruppe, erwartungsgemäß aber beim Zelltyp des Tumors, bei Tumorstadium und Tumorantwort.

Tabelle 11. *Gliederung der Patienten, die länger als 1 Jahr gelebt haben (n = 13), nach Prognosefaktoren im Vergleich zur Gesamtgruppe (n = 90)*

	Alle Patienten (n = 90)	Patienten, die 1 Jahr überlebt haben (n = 13)
Männlich	74	11
Weiblich	16	2
30–39 Jahre	4	1
40–49 Jahre	5	1
50–59 Jahre	45	7
60–69 Jahre	28	2
70–79 Jahre	8	2
Kleinzelliges Karzinom	54	9
Adenokarzinom	17	1
Andere	19	3
Stadium 2	20	3
Stadium 3	30	8
Stadium 4	37	1
Stadium X	3	1
Komplette Remission	5	3
Partielle Remission	20	4
Minimale Remission	13	1
Keine Änderung	22	4
Progredienz	24	1
Nicht beurteilbar	6	0

Ergebnisse der intraarteriellen Etoposidtherapie
(siehe auch Tab. 8)

Fall 1: Die Etoposidtherapie über die A. carotis externa führte noch vor Einsetzen der systemischen Therapie zu einer mäßigen Verkleinerung der Metastasen in dieser Region, daneben aber auch zu einer ausgeprägten lokalen Toxizität mit Mukositis, Dermatitis und Anästhesie im Bereich der linken Zungenhälfte. Nachfolgend Chemotherapie, später auch Strahlentherapie. Überlebenszeit des Patienten ab intraarterieller Infusion: 324 Tage.

Fall 2: Keine meßbare Tumorveränderung nach intraarterieller Etoposidinfusion bei Lappenatelektase der Lunge. Auch unter der nachfolgenden intravenösen Chemotherapie keine eindeutige Remission. Überlebenszeit: 88 Tage.

Fall 3: Partielle Tumorremission durch etwa 3 Monate bei anschließender systemischer Chemotherapie. Überlebenszeit: 344 Tage.

Fall 4: Partielle Tumorremission bei nachfolgender Polychemotherapie durch 8 Monate. Überlebenszeit: 297 Tage.

Fall 5: Eher geringe Tumorprogredienz. Auch unter der nachfolgenden Polychemotherapie keine meßbare Tumorbeeinflussung (Lappenatelektase der Lunge). Überlebenszeit: 391 Tage.

Fall 6: Geringe Tumorverkleinerung unter der intraarteriellen Polychemotherapie mit Vincristin + Etoposid + Adriamycin, die unter der nachfolgenden systemischen Behandlung 2½ Monate anhielt. Überlebenszeit des Patienten: 74 Tage (Abb. 1).

Nebenwirkungen der Etoposidtherapie

Die Beurteilung der Etoposid-Nebenwirkungen ist in unserer Auswertung problematisch, da wir eine Überlagerung sowohl durch andere, zum Teil nebenwirkungsreiche Zytostatika wie auch durch Symptome der fortschreitenden Tumorerkrankung vorfinden.

Lediglich jene 6 Fälle mit Etoposidmonotherapie erlauben eine präparatbezogene Bewertung: Wir beobachteten in 3 Fällen fast kompletten Haarausfall (reversibel), in 2 Fällen mäßige hämatologische Nebenwirkungen (Leukopenie bis 1400 bzw. Hämoglobinabfall von 12 auf 9 g%), einmal ausgeprägtes Erbrechen, einmal allgemeines Krankheitsgefühl mit Müdigkeit und allgemeiner Schwäche. Jeder der 6 Patienten hatte mindestens eine der geschilderten Nebenwirkungen, die jedoch klinisch tolerabel und passagerer Natur waren.

Zur Kasuistik der intraarteriellen Infusionen wäre noch zu ergänzen, daß während der Infusionen über die A. bronchialis, so wie auch bei anderen Zytostatika, die Etoposidzufuhr zu Druckgefühl oder Schmerzen unterschiedlicher Ausprägung im Thorax führte.

Diskussion

Auf die Problematik einer Gesamtbewertung der Etoposideffektivität beim Bronchuskarzinom anhand dieser retrospektiven Betrachtung wurde bereits hingewiesen. Statistische Methoden sind nur bedingt anwendbar und die einzelnen Beobachtungen je nach unterlegter Fallzahl von unterschiedlichem Gewicht. Für eine kasuistische Betrachtungsweise ist unsere Fallzahl zu groß. Dabei würden sich in einer Kasuistik durchaus eigene Aspekte der Beurteilung anbieten. Betrachten wir z.B. jene beiden Fälle, die in einer Gesamtbewertung die Extrempositionen des ungünstigsten und des günstigsten Verlaufs gezeigt haben:

Fall A: 61jähriger Mann mit kleinzelligem Bronchuskarzinom, Stadium T3N3M1, mit beginnendem Vena cava superior-Syndrom. Es bestand kurze Anamnese mit rascher Tumorprogredienz und zum Zeitpunkt des Therapiebeginns stark reduzierter Allgemeinzustand mit teilweiser Pflegebedürftigkeit. Nach eingehender Diskussion und Aussprache mit den Angehörigen wurde die Chemotherapie in diesem präterminalen Stadium als Versuch und zur Beeinflussung der venösen Einflußstauung eingeleitet. Verabreicht wurden an den Tagen 1 und 2 je 100 mg Etoposid und 1000 mg Ifosfamid intravenös. Am 3. Tag rasch zunehmende Verschlechterung und Exitus letalis unter dem klinischen Bild eines Herz-Kreislauf-Versagens. Obwohl kein sicherer Nachweis eines Zusammenhanges zwischen Ableben und Chemotherapie erbracht werden konnte, war der klinische Eindruck der einer therapiebedingten zusätzlichen Verschlechterung des Gesamtzustandes mit lebensverkürzendem Effekt.

Fall B: 69jähriger Mann mit kleinzelligem Bronchuskarzinom im klinischen Stadium T2N2M0 (Abb. 2) und gutem Allgemeinzustand. Der Patient erhielt eine intermittierende Chemotherapie, bestehend aus 100 mg Etoposid und 50 mg Cis-Platin intravenös an den Tagen 1 bis 3 und Wiederholung nach jeweils 4 Wochen mit insgesamt 13 Serien. Es kam zu einer kompletten Tumorremission (Abb. 3), die etwa 2 Jahre anhielt. Die Nebenwirkungen waren wenig ausgeprägt und passagerer Natur: vorübergehender Haarverlust, fallweise Angabe von Kopfschmerzen und an den Infusionstagen Übelkeit und Erbrechen (weitgehend auf die Cis-Platin-Komponente zurückzuführen). 8 Monate nach Beendigung der Chemotherapie und ohne Tumorrezidiv verstarb der Patient an den Folgen einer Lungenembolie.

In einer Bewertungsskala mit diesen beiden Fällen als Eckwerten kommt die überwiegende Mehrzahl unserer Patienten im Mittelfeld zu liegen. Risikoeinsätze der Chemotherapie werden nur in Ausnahmefällen getätigt. Ebenso selten sind leider Fälle mit komplettem Tumoransprechen und geringen Nebenwirkungen sowie gleichzeitig langer

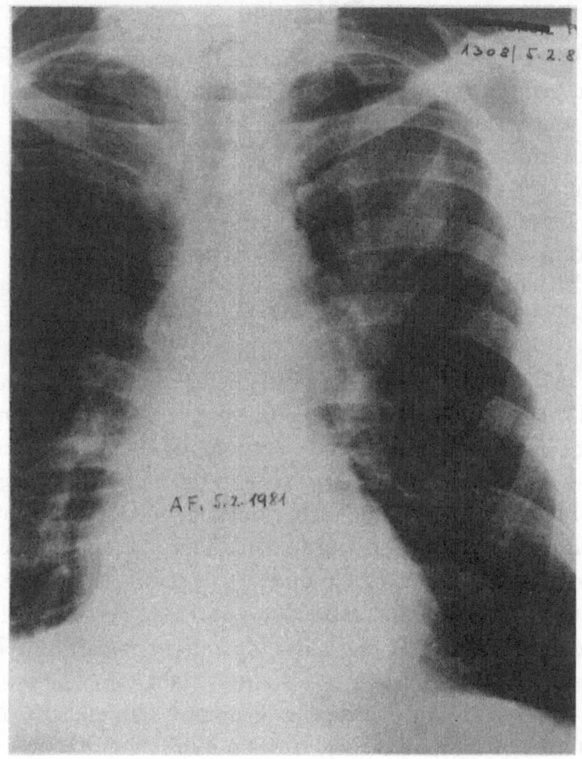

Abb. 2. 69jähriger Patient mit kleinzelligem zentralem Bronchuskarzinom des linken Lungenoberlappens (T2N2M0) vor der Behandlung mit Etoposid + Cis-Platin

Überlebenszeit. In der Mehrzahl der Fälle dissoziieren diese Qualitäten auf vielfältige Weise, sodaß eine Gesamtbewertung schwierig wird und nicht ohne subjektive Verteilung von Prioritäten möglich ist.

Betrachten wir nochmals die ausgewiesene Ansprechrate von 42%, so ist sie zwar im Vergleich zu anderen Literaturangaben relativ gering, nicht aber, wenn wir in Betracht ziehen, daß es sich um ein unausgewähltes Krankengut, einschließlich ungünstiger Tumorformen und -stadien sowie Therapieabbrüchen usw., handelt.

Inwieweit die Überlebenszeit eines Patienten beeinflußt wurde, kann nicht belegt werden.

Die Nebenwirkungen des Etoposid scheinen aufgrund der vorliegenden Beobachtungen und im Vergleich zu Zytostatika ähnlicher Effektivität relativ gering zu sein.

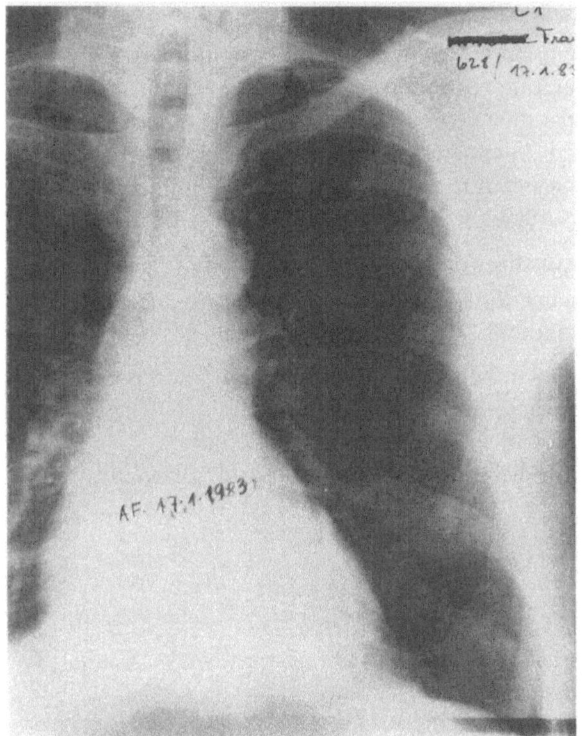

Abb. 3. Gleicher Patient wie Abb. 2 nach Behandlung mit einer intermittierenden Chemotherapie (Etoposid + Cis-Platin) durch ein Jahr und einem weiteren Jahr anhaltender Vollremission. Letzte Röntgenkontrolle bei dem symptomlosen und voll arbeitsfähigen Patienten

Die Effekte der intraarteriellen Infusion mit Etoposid sind insofern unbefriedigend, als die erwartete lokale Wirkungssteigerung nicht durch eine entsprechende meßbare Tumorantwort belegt werden konnte. Dazu kommt der relativ große Aufwand bei der Durchführung dieser Infusionsform. Allerdings sind hier noch einige technische Probleme zu lösen und keineswegs alle Möglichkeiten der Methode ausgeschöpft.

Schlußbemerkungen

Unter Berücksichtigung der erwähnten Vorbehalte können aus der vorliegenden Auswertung folgende Faktoren als günstig für die Durchführung einer Etoposidtherapie des Bronchuskarzinoms angesehen werden:

möglichst früher Einsatz als primäre Tumortherapie;
Zelltyp: kleinzelliges Bronchuskarzinom;
Dosierung: bis 300 mg Etoposid, fraktioniert auf 3 Tage;
Polychemotherapie besser als Monotherapie;
Kombination mit Cis-Platin besonders wirksam (auch bei Pflasterzell- und Adenokarzinom);
Kombination mit Adriamycin scheint, im Gegensatz zu Angaben anderer Autoren, synergistisch zu wirken.

Als ungünstig können bezeichnet werden:
Einsatz im klinischen Spätstadium sowie
Vorbehandlung mit Strahlentherapie.

Keine wesentliche Beeinflussung der Etoposideffektivität scheint vorzuliegen durch:
vorausgehenden operativen Eingriff und
die Verabreichungsform des Etoposid (oral, intravenös, intraarteriell).

Literatur

1. *Achterrath, W., Niederle, N., Raettig, R., Hilgard, P.:* Etoposide – chemistry, preclinical and clinical pharmacology. Cancer Treat. Rev. *9* (Suppl. A), 3–13 (1982).
2. *Calman, F., Bellamy, D., Farebrother, M., Timothy, A., Bateman, N., Rubens, R., Costello, J.:* High-dose VP16-213 with Vincristine and Adriamycin in the treatment of small-cell lung cancer (SCLC). Europ. J. Resp. Dis. *63* (Suppl. 125), 81 (1982).
3. *Eagan, R. T.:* Etoposide alone and in combination with cyclophosphamide, adriamycin and cis-platinum in patients with M_0 and M_1 non-small-cell lung cancer. Cancer Treat. Rev. *9* (Suppl. A), 119–131 (1982).
4. *Eagan, R. T., Ingle, J. N., Creagan, E. T., Frytak, S., Kvols, L. K., Rubin, J., McMahon, R. T.:* VP16-213 chemotherapy for advanced squamous cell carcinoma and adenocarcinoma of the lung. Cancer Treat. Rep. *62*, 843–844 (1978).
5. *Goldhirsch, A., Joss, R., Cavalli, F., Sonntag, R. W., Ryssel, H. J., Brunner, K. W.:* Etoposid. Dtsch. med. Wschr. *106*, 1105–1109 (1981).
6. *Hansen, M., Hirsch, F., Dombernowsky, P., Hansen, H. H.:* Treatment of small cell anaplastic carcinoma of the lung with the oral solution of VP16-213 (NSC 141540, 4′-Demethylepipodophyllotoxin 9-(4,6-0-ethylidene-β-D-glucopyranoside). Cancer *40*, 633–637 (1977).
7. *Hansen, H. H.:* The role of VP-16 in the treatment of lung cancer. Proceedings Colloquium Solna, Schweden, 1982, S. 7–9.
8. *Joss, R., Goldhirsch, A., Cavalli, F., Weber, W., Kaplan, S., Obrecht, J. P., Sonntag, R., Brunner, K. W.:* Chemotherapie des nicht-kleinzelligen Bronchuskarzinoms mit einer Kombination von Cis-Diamminedichloroplatinum (II) und VP16-213. Schweiz. med. Wschr. *111*, 1331–1334 (1981).

9. *Klastersky, J.:* Recent advances in the treatment of bronchogenic carcinoma. Chemioterapia *1,* 168–171 (1982).
10. *Kokron, O., Olbert, F.:* Intra-arterial infusion of anticancer drugs in lung tumors. Int. Sympos. Giessen, 1982 Abstr. 27.
11. *Mitrou, P. S., Fischer, M., Weissenfels, I., Diehl, V., Gropp, C., Liesenfeld, A., Schmidt, M., Berdel, W. E., Fink, U., Graubner, M.:* Treatment of inoperable non-small-cell bronchogenic carcinoma with etoposide and cis-platinum. Cancer Treat. Rev. *9* (Suppl. A), 139–142 (1982).
12. *Ryssel, H. J., Hasler, E., Sonntag, R. W., Cavalli, F., Martin, J., Tschopp, L., Brunner, K. W.:* VP16-213 in Kombination mit Endoxan, Methotrexat und Oncovin als Polychemotherapie beim Bronchuskarzinom. Schweiz. med. Wschr. *107,* 912–915 (1977).
13. *Schmieder, H. A., Jungi, W. F., Mayr, A. C., Senn, H. J.:* Erfahrungen mit VP-16 in Kombination mit Cyclophosphamid oder Adriamycin beim anaplastischen, vorwiegend kleinzelligen Bronchuskarzinom. Schweiz. med. Wschr. *109,* 841–844 (1979).
14. *Tanneberger, St.:* Persönliche Mitteilung.

Etoposid (VP 16-213)
in der Therapie
maligner Erkrankungen
Herausgeber: J. Schwarzmeier E. Deutsch K. Karrer
Springer-Verlag Wien New York 1984

Diskussion

Teilnehmer: *Denck, Fereberger, Hausmaninger, Hofmann, Karrer, Kokron, Raettig, Schlick, Schwarzmeier, Willemze*

In einem kurzen Diskussionsbeitrag werden zunächst weitere eigene Behandlungsergebnisse des Bronchuskarzinoms vorgestellt *(Schlick):* Die Verwendung des ACO-Schemas beim kleinzelligen Bronchuskarzinom bringt ähnliche Resultate, wie sie andere Autoren mit der Kombination Etoposid + Cis-Platin + Adriamycin erreichten; insbesondere bei „limited disease" sind die Ergebnisse mit 80% Remissionen durchaus vergleichbar; bei „extensive disease" wurden allerdings weniger als die von *Klastersky* angegebenen 82% erreicht, die Überlebenszeiten sind aber nicht sehr unterschiedlich. Bei einigen Patienten, die eine Resistenz auf das ACO-Schema entwickelt hatten, wurde ein Ansprechen auf die Kombination Etoposid + Cis-Platin beobachtet, allerdings waren diese Remissionen nur partiell und kurzdauernd.

Es wäre durchaus denkbar, daß durch alternierende Therapie, Dosismodifikationen und eventuell in manchen Fällen durch Kombination mit Strahlentherapie noch Fortschritte erzielt werden können. Es sind bei vielen Studien die Todesursachen nicht aufgeschlüsselt, zahlreiche Patienten gehen jedoch an Hirnmetastasen zugrunde; hier könnte vielleicht mit einer prophylaktischen Schädelbestrahlung noch etwas erreicht werden. Zu diesem Punkt wird angemerkt, daß durch Schädelbestrahlung zwar die Häufigkeit der Hirnmetastasen von 30 auf etwa 10% gesenkt werden konnte, jedoch die Überlebenszeit dadurch nicht beeinflußt wurde. Andererseits könnte sich eine Strahlentherapie infolge lokaler Strahlenschäden, insbesondere Gefäßschädigungen, für eine nachfolgende Chemotherapie ungünstig auswirken.

Es werden die grundsätzlichen Schwierigkeiten diskutiert, die sich beim Vergleich der verschiedenen Studien miteinander ergeben, da häufig unterschiedliche Auswahlkriterien bestehen. In diesem Zusammenhang wird die Studie von *Aisner* und *Mitarbeitern* erwähnt, in welcher besonders hohe Remissionsraten berichtet wurden. Mit diesen Resultaten können eigene, während des Symposiums vorgestellte Ergebnisse kaum verglichen werden, da *Aisner* im Bestreben, eine möglichst effektvolle Therapie zu finden, weniger Nebeneffekte berücksichtigte und daher bestmögliche Fälle für die Studie auswählte.

Ein weiterer Punkt, der bei Angaben über Therapieergebnisse von Bronchialkarzinomen diskutiert wird, sind fehlende Angaben über die Größe der Primärläsion; es konnte gezeigt werden, daß die Induktion einer Vollremission von der Größe der Primärläsion abhängig ist.

Obwohl nicht bei jedem Patienten eine aggressive Chemotherapie möglich ist und individuelle Anpassungen erfolgen müssen, wird in der Diskussion darauf hingewiesen, daß im Rahmen kontrollierter Studien einheitliche Therapien notwendig sind. Aber auch außerhalb kontrollierter Studien sollte man sich auf wenige Substanzen und Kombinationen beschränken, um entsprechende Vergleiche mit der internationalen Literatur ziehen und möglichst viele Erfahrungen am eigenen Krankengut sammeln zu können.

Anschließend wird auf die möglichen Kombinationen von Etoposid mit anderen zytostatischen Substanzen eingegangen. Es wird unter anderem in Frage gestellt – insbesondere nach Erfahrungen bei Behandlung von M_4- und M_5-Leukämie –, ob die Kombination von Etoposid mit Adriamycin einen synergistischen Effekt hat. Bei Hodentumoren brachte die Zugabe von Adriamycin zu Etoposid-hältigen Schemata im Rahmen der Salvagetherapie ebenfalls keine Verbesserung. Auch Modelluntersuchungen mit Aszitestumorzellen zeigten Kreuzresistenz zwischen Etoposid und Anthrazyklinen. Für das Bronchialkarzinom scheint dagegen eine Kreuzresistenz der beiden Substanzen nicht zu bestehen; dies wird durch Daten aus der Literatur sowie durch eigene Erfahrungen belegt.

Es wäre wesentlich, weiter nach nichtkreuzresistenten Schemata zu suchen, die im Fall des Nichtansprechens auf gängige Kombinationen und für alternierende, sequentielle Programme verwendet werden können.

Die in den Vorträgen vorgestellten und zusätzlich diskutierten Therapiekombinationen führen beim Bronchuskarzinom mit „limited disease" bei adäquater Dosierung zu ähnlichen Remissionsraten; bei „extensive disease" scheint die Remissionsrate nach dem (Etoposid-hältigen) „Aisner-Regime" höher zu sein. Ob sich dies letztlich in einer höheren medianen Überlebenszeit niederschlägt, kann derzeit nicht beantwortet werden. – Es sollte beachtet werden, daß für die Bewertung eines Regimes auch das Ausmaß der Nebenwirkungen eine Rolle spielt; im Fall von Etoposid sind neurologische Nebenwirkungen nur in einem geringen Ausmaß vorhanden.

Die vorgestellte Kombination Etoposid + Vindesin wird mit dem Versuch begründet, durch Weglassen von Cis-Platin bei eventuell ähnlichen Therapieergebnissen eine geringere Toxizität im Vergleich zur Cis-Platin-hältigen Kombination zu erreichen.

Schließlich wird hervorgehoben, daß Etoposid in Kombination mit Cis-Platin beim nichtkleinzelligen Bronchuskarzinom, besonders beim Adenokarzinom, in einzelnen Fällen recht gute Ergebnisse gebracht hat. Das sollte dazu anregen, bei diesen Problemtumoren die Wertigkeit des Etoposid, insbesondere in Kombination, weiter zu untersuchen.

Hodentumoren, Sarkome, Mammakarzinom, Kinderonkologie

*Etoposid (VP 16-213)
in der Therapie
maligner Erkrankungen*
Herausgeber: J. Schwarzmeier E. Deutsch K. Karrer
Springer-Verlag Wien New York 1984

Polychemotherapie mit Etoposid bei teratoiden Hodenkarzinomen und nichtkleinzelligen Bronchuskarzinomen

W. Fereberger, H. Samonigg und **E. Biffl**

Medizinische Universitätsklinik, Graz (Vorstand: Prof. Dr. *S. Sailer*)

I. Etoposid bei disseminierten, malignen Hodentumoren

Einleitung

60 bis 70% der disseminierten, malignen teratoiden Hodentumoren können heute durch eine hochdosierte Polychemotherapie mit Cis-Platin, Vinblastin und Bleomycin geheilt werden (6). Für einen Teil der übrigen Fälle kommen eine operative Entfernung residueller Tumormanifestationen sowie eine Chemotherapie mit alternativen Zytostatika in Frage. Etoposid (VP 16-213) erwies sich in zahlreichen Untersuchungen als außerordentlich wirksame Substanz bei der Behandlung therapieresistenter maligner Hodentumoren (Übersichten bei 4, 7, 16, 18). Selbst bei der Verwendung in einer zweiten oder dritten Therapielinie konnte für Etoposid eine eindrucksvollere Aktivität nachgewiesen werden als für Vinblastin als Einzelsubstanz bei der Primärbehandlung von germinalen Hodentumoren (12).

Aus dem umfangreichen Erfahrungsgut von *Einhorn* und der „Southeastern Cancer Study Group" (SECSG) sowie des westdeutschen Tumorzentrums in Essen geht eindeutig hervor, daß der wichtigste prognostische Parameter für ein Therapieversagen bei der Chemotherapie disseminierter teratoider Hodenkarzinome mit den bisher am intensivsten untersuchten Substanzen Cis-Platin, Vinblastin und Bleomycin die Tumorausbreitung zu Beginn der Chemotherapie darstellt (4, 7, 9). Patienten mit fortgeschrittenen abdominellen und pulmonalen Krankheitsherden zeigten eine Heilungsrate unter 50% (7). Von Februar 1981 bis Februar 1983 setzten wir daher Etoposid in Kombination mit Cis-Platin bei der Primärtherapie weit fortgeschrittener, nichtseminomatöser Hodentumoren sowie bei primärem oder sekundärem Therapieversagen auf eine vorangegangene Chemotherapie ein. Unsere bisherigen Erfahrungen sollen im folgenden näher dargestellt werden.

Patienten, Auswahlkriterien und Methoden

Die Bedingungen für eine Chemotherapie mit Etoposid und Cis-Platin waren:

1. primäre oder sekundäre Therapieresistenz [PR, „no change" (NC) oder Progression (P)] nach vorangegangener Standardtherapie;

2. primäre Chemotherapie bei prognostisch ungünstigen Tumoren, definiert durch:

a) Patienten mit abdominellen Tumormanifestationen größer als 5 cm Durchmesser +/− extraabdominellen Krankheitsherden,

b) Patienten mit Lungenmetastasen größer als 2 cm Durchmesser oder mehr als 5 nachgewiesenen Lungenmetastasen, unabhängig vom Abdominalbefall;

3. erhöhte Tumormarker (α_1-Fetoprotein, β-HCG) im Serum;

4. histologisch gesicherter Tumor und meßbare Tumormanifestationen;

5. Kreatininclearance > 60 cm^3/min, Normalwerte für Leukozyten, Thrombozyten und Serumbilirubin, Karnofsky-Index > 60%.

Tabelle 1. *Therapieplan mit Etoposid und Cis-Platin bei disseminierten teratoiden Hodenkarzinomen („high-risk"- und therapieresistente Fälle)*

1. Etoposid (VP16-213):	100 mg/m²	per infusionem	Tage 1 bis 5
2. Cis-Platin (CDDP):	20 mg/m²	per infusionem	Tage 1 bis 5
nach nächtlicher Hydrierung, ohne forcierte Manniturese			

Wiederholung je nach Leuko- und Thrombozytenwerten nach 4 Wo. Pause. 4 Kuren, danach: Operation residueller Tumormanifestationen, falls möglich. Bei nicht vorbehandelten Patienten: Konsolidierungstherapie mit 2 Zyklen VAB-6 nach *Vugrin* und *Mitarbeitern* (17) mit Vinblastin, Bleomycin, Cis-Platin, Cyclophosphamid und Actinomycin D (Dosierung: siehe Text).

Das verwendete Therapieprotokoll ist in Tab. 1 dargestellt. 15 Patienten wurden bisher nach dem dargestellten Therapieprotokoll behandelt. 8 Patienten waren vorbehandelt (Tab. 2), 7 Patienten erfüllten die Kriterien für eine Primärtherapie mit Etoposid und Cis-Platin. Für die Auswertung der Therapieergebnisse waren 13 Patienten evaluierbar. Ein vorbehandelter Patient lehnte nach einem Zyklus mit Etoposid und Cis-Platin die Weiterbehandlung ab und suchte einen Naturheiler auf. Der zweite, ebenfalls vorbehandelte Patient (4 Zyklen VAB-6) schied wegen einer Serumkreatininerhöhung nach dem zweiten Behandlungszyklus bei einer Tumorregression von über 50% aus dem Therapieprotokoll aus. Die prätherapeutischen Charakteristika der Patienten sind in Tab. 3 dargestellt. Von den vorbehandelten, auswertbaren Patienten hatten 3/6 abdominelle Tumorherde über 5 cm Durchmesser („Bulky disease") und

Tabelle 2. *Chemotherapie bei Vorbehandlung (n = 8)*

Chemotherapie	Patienten	Response	CR-Dauer
3mal Vinblastin/Bleomycin	1/8	P	
4mal VAB-6	4/8	PR (1: n.e.)	
	3/8	CR (1: n.e.)	4, 5 und 6 Mo.

Erläuterungen: CR = komplette Remission (Verschwinden sämtlicher Tumorlokalisationen bei Kontrolle durch Röntgen, Computertomographie und Tumormarker); PR = partielle Remission (Rückgang der Tumormanifestationen (pulmonal und abdominell) um über 50%, Kontrolle wie oben); MR = minimale Remission (Rückgang wie oben um 25 bis 50%); NC = unveränderter Befund (Rückgang wie oben unter 25% ohne Progression eines Herdes); P = Progression; n. e. = bei der Alternativtherapie nicht evaluierbar; VAB-6 = Vinblastin, Bleomycin, Cyclophosphamid, Actinomycin D (siehe Text).

Tabelle 3. *Patientencharakteristik (n = 15; n.e.: Response nicht evaluierbar)*

Histologie [nach *Collins* und *Pugh* (5)]			
Malignes undifferenziertes Teratom (MTU)			6/15
Malignes intermediäres Teratom (MTI)			5/15
Malignes trophoblastisches Teratom (MTT)			4/15
Tumormarker:			
α_1-Fetoprotein			15/15
β-HCG			15/15
Stadieneinteilung [Tumorzentrum Essen (14)]			
	Vorbehandelt	Nicht vorbehandelt	Total
II C	1/8	1/7	2/15
III	3/8 (1: n.e.)	0/7	3/15
IV A	2/8 (1: n.e.)	0/7	2/15
IV B	2/8	6/7	8/15

1/6 Lungenmetastasen über 2 cm Durchmesser. Die genannten Veränderungen lagen bei den beiden Fällen mit nicht evaluierbarer Tumorresponse nicht vor. „Bulky disease" im Abdomen zeigten 3/7, pulmonale Herde über 2 cm Durchmesser ebenfalls 3/7 Patienten, die nicht chemotherapeutisch vorbehandelt waren. Bei 3 Fällen im Stadium IVB lagen mehr als 5 pulmonale Metastasen von jeweils unter 2 cm Durchmesser vor. Die Dosierung des VAB-6-Schemas wurde nach den Richtlinien von *Vugrin* und *Mitarbeitern* vom Memorial Sloan-Kettering Cancer Center New York durchgeführt (17). Cyclophosphamid: 600 mg/m² intravenös: Tag 1, Vinblastin: 4 mg/m² intravenös: Tag 1, Actinomycin D: 1 mg/m² intravenös: Tag 1, Bleomycin: 30 mg intravenös: Tag 1, dann 20 mg/m² per infusionem über 24 Stunden: Tage 1 bis 3, Cis-Platin: 120 mg per infusionem mit forcierter Mannitdiurese: Tag 4. Wiederholung: je nach Leukozyten- und Thrombozytenwerten nach 21 bis 28 Tagen.

Bei den nach diesem Protokoll vorbehandelten Patienten wurde Bleomycin beim dritten und vierten Chemotherapiestoß weggelassen.

Ergebnisse und Diskussion

Die Behandlungsergebnisse sind in Tab. 4, die Toxizität in Tab. 5 dargestellt. Von den behandelten Patienten ist im Zeitraum der Untersuchung ein Patient verstorben (Stadium IVB, PR nach 4mal VP16/Cis-Platin + 2mal VAB-6, im weiteren Verlauf der Erkrankung Hirnmetastasierung und progrediente Lungenmetastasierung mit fehlendem Ansprechen auf weitere alternative Behandlungsmöglichkeiten). Alle übrigen Patienten leben, und 8/13 sind tumorfrei. Eine Operation residueller Tumormanifestationen wäre bei je 2 der vorbehandelten und nicht vorbehandelten Fälle möglich gewesen, wurde aber nur von je ei-

Tabelle 4. *Kombinationschemotherapie mit Etoposid und Cis-Platin bei metastasierenden, nichtseminomatösen Hodenkarzinomen. Therapieergebnisse und Prognosekriterien bei CT (n = 13)*

	Anzahl der Patienten mit –						
	n	P	NC	MR	PR	CR	(%)
Gesamtzahl	13	0	2	1	4	6	(46)
Vorbehandelt	6	0	2	0	2	2	(33)
CR nach Vorbehandlung	3	0	0	0	1	2	(67)
Nicht vorbehandelt	7	0	0	1	2	4	(57)
VP 16/Cis-Platin (ohne VAB-6)	7	0	0	1	3	3	(43)
Abdomineller Tumor < 5 cm	7	0	0	0	1	6	(86)
Pulmonale Metastasen < 2 cm	8	0	0	0	3	5	(60)

Tumorfrei		Monate	Zahl	(%)
Vorbehandelt	+ CT + Op. (1/6)	> 7, 8, 12	3/6	(50)
Nicht vorbehandelt	+ CT + Op. (1/7)	> 4, 4, 7, 7, 8	5/7	(71)

CT = Chemotherapie mit VP 16/Cis-Platin, Op. = Operation residueller Tumormanifestationen. Übrige Erläuterungen: siehe Tab. 2 und Text.

Tabelle 5. *Toxizität von Etoposid/Cis-Platin (vorbehandelte Patienten in Klammer) n = 15*
(Blutbildkontrolle jeweils mindestens 2 Wochen nach Beginn eines Therapiezyklus)

Myelotoxizität		15/15	
Leukozyten/mm³	< 3.000	15/15	
	< 2.000	9/15	(6/8)
	< 1.000	4/15	(3/8)
Thrombozyten/mm³	< 100.000	7/15	(5/8)
	< 75.000	3/15	(3/8)
Nephrotoxizität		2/15	(2/8)
(Anstieg Serumkreatinin)			(1 Therapieabbruch)
Alopezie (ausgeprägt)		14/15	
Nausea, Vomitus		8/15	(2/8)

nem Patienten akzeptiert. Beide Patienten sind bisher tumorfrei, 7 Monate nach der Operation. Die Therapieergebnisse der vorbehandelten Patienten waren erwartungsgemäß schlechter als die Behandlungsresultate nicht vorbehandelter „high-risk"-Patienten. Dabei zeigten Patienten mit kompletten Remissionen (CR) nach der Vorbehandlung eine höhere Rate von CR bei der Folgetherapie. Lungenmetastasen schienen bei unserer kleinen Patientenzahl besser anzusprechen als ausgedehnte abdominelle Tumormanifestationen. Keine Zusammenhänge ließen sich zwischen dem histologischen Typ und der Ansprechrate auf die Chemotherapie herstellen. Von den untersuchten Tumormarkern waren die Serumspiegel für β-HCG rascher rückläufig als α_1-Fetoprotein.

Über die Notwendigkeit von VAB-6 als Konsolidationstherapie nach VP16/Cis-Platin läßt sich keine definitive Stellungnahme treffen. Lediglich bei einem Patienten trat eine CR erst nach der Konsolidationsbehandlung auf. Eine konsequente operative Nachbehandlung könnte zu ähnlichen Ergebnissen führen. Unsere bisherigen Ergebnisse, die weitgehend mit den bisherigen Literaturmitteilungen korrelieren (1, 3, 4, 7, 16, 18), erlauben keine definitive Aussage über eine bevorzugte Rolle von VP16/Cis-Platin als Primärtherapie bei „high-risk"-Patienten mit metastasierenden Hodenkarzinomen im Vergleich zu herkömmlichen Therapieprotokollen. Dazu sind größere, prospektive, vergleichende Studien notwendig. In besonderem Maß wäre auch die Kombination VP16/Ifosfamid als Alternativtherapie weiterhin zu prüfen.

Unsere bisherigen Erfahrungen mit der Therapiekombination VAB-6 nach *Vugrin* und *Mitarbeitern* (17) zeigen in Übereinstimmung mit den Literaturmitteilungen keine eindeutigen Hinweise für eine Überlegenheit gegenüber dem Protokoll nach *Einhorn* mit Vinblastin, Bleomycin und Cis-Platin (7) bei der Primärtherapie metastasierender teratoider Hodenkarzinome. Der Zusatz von Cyclophosphamid und vor allem Actinomycin-D scheint lediglich die Toxizität und vor allem die subjektiven Nebenwirkungen zu verstärken.

II. Etoposid in der Kombinationschemotherapie bei nichtkleinzelligen Bronchuskarzinomen

Einleitung

Die Polychemotherapie bei nichtkleinzelligen Bronchuskarzinomen lieferte bis heute weitgehend enttäuschende Behandlungsergebnisse. Die Remissionsraten liegen je nach histologischem Typ, Tumorausdehnung, Therapieprotokoll und vor allem prätherapeutischem Allgemeinzustand der Patienten zwischen 10 und 40% bei relativ kurzer Remissionsdauer (16). Von den neueren, bei nichtkleinzelligen Bronchuskarzinomen aktiven Substanzen verdienen vorwiegend Etoposid (VP16-213), Vindesin und Cis-Platin Beachtung. Da aber auch mit diesen neuen Substanzen nur relativ geringe Remissionsraten erreicht wurden (8, 10, 15), können auch bei ihrer Verwendung in neueren Therapiekombinationen keine zu großen Erwartungen gesetzt werden. Bei der palliativen Tumortherapie sind nicht so sehr Remissionsraten, sondern viel mehr die tatsächlich damit erzielbare Überlebenszeit und vor allem auch die Toxizität eines Behandlungsverfahrens von ausschlaggebender Bedeutung. Nachdem bisherige Erfahrungen mit der Kombination Cis-Platin und VP16 bei nichtkleinzelligen Bronchuskarzinomen erhebliche objektive und subjektive Nebenwirkungen hervorbrachten, versuchten wir in einer Pilotstudie an einer kleinen Patientenzahl durch Weglassen von Cis-Platin und mit der Kombination von VP16 mit Vindesin zu ergründen, ob bei ähnlicher Wirksamkeit (gemessen an den Remissionsraten) ein geringeres Ausmaß an Nebenwirkungen zu erreichen sei. Zu der ausgefallenen und den klassischen Regeln der Onkologie widersprechenden Kombination von Zytostatika mit ähnlichem Wirkungsmechanismus (Wirkung auf den Spindelapparat der Zelle) wurden wir ermutigt, nachdem die Kombination von 2 Vinkaalkaloiden (Vincristin und Vinblastin) mit VP16 in einer Züricher Studie bei therapieresistenten akuten Leukämien ausgezeichnete Erfolge gebracht hatte (13). Eigene Untersuchungen hatten bisher eine Wirksamkeit dieser Kombination bei therapierefraktären Weichteilsarkomen ergeben.

Patienten, Auswahlkriterien und Methodik

Das Behandlungsprogramm der Pilotstudie ist in Tab. 6 dargestellt. Vorbedingungen waren: histologisch gesicherter inoperabler Tumor, meßbare Tumormanifestationen, ein Karnofsky-Index von über 60%,

Tabelle 6. *Pilotstudie mit VP 16 und Vindesin bei nichtkleinzelligen inoperablen Bronchuskarzinomen (NSCLC)*

VP 16-213	100 mg/m² per infusionem	Tage 1 bis 5
Vindesin	3 mg/m² intravenös	Tage 1 und 8

Wiederholung je nach Leukozyten- und Thrombozytenwerten nach 3 bis 4 Wochen Pause. Evaluierung nach 4 Zyklen. Fortsetzung nur bei CR oder PR.

Erläuterungen: CR = Verschwinden sämtlicher Tumormanifestationen; PR = Rückbildung der Tumormanifestationen um mindestens 50%.

Tabelle 7. *Charakteristika der Patienten mit VP 16/Vindesin (NSCLC) (n = 11)*

Alter:	58 bis 69	∅ = 65 Jahre
Geschlecht:	männlich	11/11
Histologie und Tumorausbreitung:		
Plattenepithelkarzinom		5/11
„limited disease"		4 / 5
„extensive disease"		1 / 5
Adenokarzinom		2/11
„limited disease"		2 / 2
Großzelliges Karzinom		4/11
„limited disease"		2 / 4
„extensive disease"		2 / 4
Karnofsky-Index:	90–100	0/11
	80– 89	5/11
	70– 79	6/11

„limited disease": Begrenzung auf initialen Hemithorax mit oder ohne Mediastinalbeteiligung, keine Obstruktion, kein Vena cava superior-Syndrom, keine Recurrensparese. „extensive disease": beide Thoraxhälften beteiligt und/oder Pleuraerguß und/oder Atelektase, Vena cava superior-Syndrom, Recurrensparese.

Alter unter 70 Jahre, Normalwerte für Leukozyten, Thrombozyten, Serumkreatinin und Gesamtbilirubin sowie das Einverständnis der Patienten nach entsprechender Information. Radiotherapeutisch oder chemotherapeutisch vorbehandelte Patienten wurden nicht in die Untersuchung aufgenommen. Seit Januar 1982 wurden 11 Patienten in die Pilotuntersuchung aufgenommen und sind auch für eine vorläufige Auswertung im Sinne der von uns gewählten Fragestellungen (Remissionsrate und Toxizität) evaluierbar. Die Charakteristika der Patienten vor der Chemotherapie sind in Tab. 7 aufgezeigt. Der Allgemeinzustand der Patienten war, gemessen am Karnofsky-Index, relativ schlecht, obwohl nur wenige Erkrankte eine Tumorausbreitung im Sinne von „extensive disease" aufwiesen. Dies hing vorwiegend mit Begleiterkrankungen von seiten des Herzens und der Gefäße sowie mit pulmonalen Begleiterkrankungen zusammen.

Behandlungsergebnisse und Diskussion

Die Tab. 8 und 9 zeigen die bisherigen Behandlungsergebnisse und die Toxizität der Therapiekombination bei den untersuchten Patienten. In keinem Fall kam es zu einer kompletten Remission. Die partiellen Remissionen waren jeweils nur bei Patienten mit „limited disease" eingetreten und dauern bisher über 6, 8 und 9 Monate nach dem dokumentierten Beginn der Remission. Von den 3 behandelten Patienten mit „extensive disease" waren 2 progredient (großzellige Karzinome), ein Patient mit einem Plattenepithelkarzinom zeigte einen als minimale

Tabelle 8. *Tumorresponse nach 4 Zyklen VP 16/Vindesin bei inoperablen, nichtkleinzelligen Bronchuskarzinomen (Pilotuntersuchung, n =11)*

	Anzahl der Patienten mit –					
	n	P	NC	MR	PR	CR
Gesamtzahl (%)	11	3	2	3	3 (27%)	0
PE.-Karzinome	5		3/5		2/5	
Adenokarzinome	2		1/2	1/2		
Großzellige Karzinome	4	3/4			1/4	

Erläuterungen: P = Progredienz, NC = Rückbildung unter 25% ohne Auftreten neuer Tumorherde, MR = Rückbildung um 25 bis 50% ohne Auftreten neuer Tumorherde. Übrige Erläuterungen sieh Tab. 6 und Text.

Tabelle 9. *Toxizität nach 4 Behandlungszyklen mit VP 16/Vindesin bei inoperablen, nichtkleinzelligen Bronchuskarzinomen (n =11)*

Myelotoxizität		
Leukozyten/mm³	< 3.000	11/11
	< 2.000	2/11
	< 1.000	1/11
Thrombozyten/mm³	< 100.000	6/11
	< 75.000	1/11
Neurotoxizität		2/11
Alopezie		11/11
Nausea, Erbrechen		5/11
Gewichtsverlust > 2 kg		7/11

Rückbildung (MR) dokumentierten Verlauf. Wenngleich die objektiven Nebenwirkungen der Therapiekombination zu keinen ernsten, therapiebedingten Komplikationen führten, zeigte sich eine beträchtliche Myelotoxizität, die den wichtigsten dosislimitierenden Faktor darstellte.

Von den subjektiven Nebenwirkungen waren im Vergleich zu Cis-Platin enthaltenden Kombinationen die gastrointestinalen Komplikationen etwas geringer ausgeprägt. Bei allen Patienten trat eine nahezu totale Alopezie auf.

Obwohl in einer offenen Studie keine verbindlichen Schlüsse durch Vergleiche mit anderen Therapieprotokollen getroffen werden können, zeigen doch unsere bisherigen Ergebnisse keinerlei Hinweise für eine Überlegenheit der von uns geprüften Therapiekombination gegenüber anderen, neueren Chemotherapieprotokollen bei nichtkleinzelligen Bronchuskarzinomen.

Wir können uns daher nur der Meinung von *Livingstone* (11) anschließen, daß in der Behandlung dieser Tumoren die Chemotherapie erst dann fest etabliert sein wird, wenn reproduzierbare Remissionsraten von 40 bis 50% mit etwa 10% kompletten Remissionen erzielt werden.

Zusammenfassung

8 vorbehandelte und 7 nicht vorbehandelte „high-risk“-Patienten mit metastasierenden, nichtseminomatösen Hodenkarzinomen wurden mit 4 Behandlungszyklen Etoposid: 100 mg/m² per infusionem an den Tagen 1 bis 5 und Cis-Platin: 20 mg/m² per infusionem an den Tagen 1 bis 5 in 4wöchentlichen Intervallen behandelt. Die nicht vorbehandelten Patienten erhielten 2 zusätzliche Behandlungszyklen des VAB-6-Therapieprotokolls des Memorial Sloan-Kettering Cancer Center, New York. 13 Patienten waren für eine Therapieerfolgsbeurteilung evaluierbar. 2/6 der vorbehandelten Patienten und 4/7 der nicht vorbehandelten Patienten zeigten komplette Remissionen. Je eine zusätzliche komplette Remission wurde in jeder Gruppe durch die operative Entfernung residueller Tumormanifestationen erreicht. Etoposid/Cis-Platin ist eine wirksame Therapiekombination bei Patienten mit metastasierenden, rezidivierten und ausgedehnten teratoiden Hodenkarzinomen.

11 Patienten mit inoperablen nichtkleinzelligen Bronchuskarzinomen wurden in einer Pilotstudie mit 4 Therapiezyklen, bestehend aus Etoposid: 100 mg/m² per infusionem an den Tagen 1 bis 5 und Vindesin: 3 mg/m² intravenös an den Tagen 1 und 8 alle 4 Wochen behandelt, um die Responderrate und die Toxizität dieser Kombination wirksamer Einzelsubstanzen zu prüfen. Nach 4 Behandlungszyklen wurden keine kompletten Remissionen und 3/11 partielle Remissionen (Tumorrückbildung um mehr als 50%) erzielt. Die Knochenmarkstoxizität war der

wichtigste dosislimitierende Faktor. Etoposid/Vindesin erschien in unserer Pilotstudie nicht wirksamer bei der Chemotherapie nichtkleinzelliger, inoperabler Bronchuskarzinome als andere Kombinationen mit Etoposid, die in der Literatur mitgeteilt wurden.

Literatur

1. *Aiginger, P., Kühböck, J., Kuzmits, R., Schwarz, H. P.:* VP-16 therapy in cis-Platinum-resistant testicular tumors. Int. Chemotherapie-Kongreß, Florenz, 1981.
2. *Alberto, P., Brunner, K. W.:* Das Bronchialkarzinom. In: Internistische Krebstherapie (*Brunner, K. W., Nagel, G. A.*, Hrsg.), S. 377–398. Berlin-Heidelberg-New York: Springer. 1979.
3. *Bosl, G. J., Jain, K., Dukeman, M., Vugrin, D., Golbey, R. B.:* VP-16 and Cis-Platin (DDP) in the treatment of patients with advanced germ cell tumors. ASCO Abstracts, C-444, S. 114, 1982.
4. *Bremer, K., Niederle, N., Krischke, W., Higi, M., Scheulen, M. E., Schmidt, C. G., Seeber, S.:* Etoposide and etoposide-ifosfamide therapy for refractory testicular tumors. Cancer Treat. Rev. *9* (Suppl. A), 79–84 (1982).
5. *Collins, D. H., Pugh, R. C. B.:* The pathology of testicular tumors. Edinburgh: E. and S. Livingstone. 1964.
6. *Einhorn, L. H.:* Combination chemotherapy with cis-dichlorodiammine-platinum (II) in disseminated testicular cancer. Cancer Treat. Rep. *63*, 1659–1662 (1979).
7. *Einhorn, L. H.:* Testicular cancer as a model for a curable neoplasm. (The Richard and Hinda Rosenthal Foundation Award Lecture.) Cancer Res. *41*, 3275–3280 (1981).
8. *Gralla, R. J., Casper, E. S., Kelsen, D. P., Golbey, R. B.:* Trials in non-small cell lung cancer with regimens combining Vindesine and Cisplatin. The World Conference on Lung Cancer, Tokyo, Japan, 1982, Abstract 271, S. 188.
9. *Hainsworth, J. D., Einhorn, L. H., Williams, St. D., Steward, M., Greco, F. A.:* Advanced extragonadal germ cell tumors: Successful treatment with combination chemotherapy. ASCO Abstracts, C-413, S. 107, 1982.
10. *Joss, R., Goldhirsch, A., Cavalli, F., Weber, W., Kaplan, S., Obrecht, J. P., Sonntag, R., Brunner, K. W.:* Chemotherapie des nicht-kleinzelligen Bronchuskarzinoms mit einer Kombination von Cis-Diamminedichloroplatinum (II) und VP16-213. Schweiz. med. Wschr. *111* (36), 1331–1334 (1981).
11. *Livingstone, R. B., et al.:* Combination chemotherapy of bronchogenic carcinoma. I. Non oat cell. Cancer Treat. Rev. *4*, 153 (1977).
12. *Samuels, M. L., Howe, C. D.:* Vinblastine in the management of testicular cancer. Cancer (Philad.) *25*, 1009–1017 (1970).
13. *Sauter, C., Fehr, J., Frick, P., Gmuer, J., Honegger, H., Martz, G.:* Acute myelogenous leukemia: Successful treatment of relapse with cytosine

arabinoside, VP16-213, vincristine and vinblastine (A-triple-V). Eur. J. Clin. Oncol. *18* (8), 733–737 (1982).

14. *Scheulen, M. E., Higi, M., Schilcher, R. B., et al.:* Sequentiell alternierende Chemotherapie nicht-seminomatöser Hodentumoren mit Velbe/Bleomycin und Adriamycin/Cisplatin. I. Ergebnisse einer randomisierten Studie bei 71 Patienten mit pulmonaler Metastasierung (Stadium IV). Klin. Wschr. *58*, 811–821 (1980).
15. *Slavik, M., et al.:* Phase II clinical study of Vindesine in non-small cell lung cancer. 12th Internat. Congress of Chemotherapy, Florenz, 1981, Abstract No. 737.
16. *Varini, M., Cavalli, F.:* Etoposide for therapy-resistant testicular tumors. Cancer Treat. Rev. *9* (Suppl. A), 73–78 (1982).
17. *Vugrin, D., Herr, H. W., Whitmore, F., Sogani, P. C., Golbey, R. B.:* VAB-6-combination chemotherapy in disseminated cancer of the testis. Ann. Intern. Med. *95*, 59–61 (1981).
18. *Williams, S. D., Einhorn, L. H.:* Etoposid salvage therapy for refractory germ cell tumors: an update. Cancer Treat. Rev. *9* (Suppl. A), 67–71 (1982).

Etoposid (VP 16-213)
in der Therapie
maligner Erkrankungen
Herausgeber: J. Schwarzmeier E. Deutsch K. Karrer
Springer-Verlag Wien New York 1984

VP16-Therapie bei Hodentumoren und Sarkomen

P. Aiginger und **J. Kühböck**

II. Medizinische Universitätsklinik, Wien (Vorstand: Prof. Dr. *G. Geyer*)

VP16 (Etoposid, Vepesid®) erlangte unser Interesse aufgrund relativ hoher Remissionsraten, die wir mit VP16 als Monotherapie bei Hodentumorpatienten erzielen konnten, die gegenüber der klassischen Therapie mit Velbe-Bleomycin-Cis-Platin resistent geworden waren. Zuvor hatten wir bereits die Kombination Adriblastin-Cis-Platin sowie Adriblastin-Velbe-Bleomycin-Cis-Platin ohne nennenswerte Erfolge verwendet. In ähnlicher Weise wurde VP16 auch als Bestandteil neuerer zytostatischer Kombinationen bei malignen Lymphomen von hohem Malignitätsgrad eingesetzt (2).

Krankengut und Methode

Dieser Bericht umfaßt 12 gegen Velbe-Bleomycin-Cis-Platin resistente Patienten mit nichtseminomatösen Hodentumoren, bei denen insgesamt 36 Zyklen mit VP16 bzw. VP16 enthaltenden Therapieschemata durchgeführt wurden. Wie aus Tab. 1 hervorgeht, sind zum Vergleich sowohl die Ergebnisse der Therapie mit Adriblastin-Cis-Platin (n = 8) und Adriblastin-Velbe-Bleomycin-Cis-Platin (n = 5) als auch jene mit Ifosfamid-Cis-Platin (n = 7) angeführt.

Die Erfolgsbeurteilung der einzelnen Therapieprogramme wurde einerseits für jeden Zyklus durch den Abfall der zuvor erhöhten Tumormarker AFP und/oder HCG am Tag 22 nach Therapiebeginn und andererseits durch den klinischen Dauererfolg dokumentiert. Eine Resistenzentwicklung wurde frühestens nach Durchführung von 2 Zyklen der jeweiligen zytostatischen Kombination registriert.

Außerdem wurden 4 Patienten mit fortgeschrittenen, metastasierenden Sarkomen einer kombinierten Ifosfamid-VP16-Cis-Platin-Therapie unterzogen, nachdem verschiedentlich über Erfolge berichtet wurde (3).

Nebenwirkungen

Im Gegensatz zu anderen Zytostatika trat bei VP16-Monotherapie kaum Übelkeit auf, sodaß die Patienten diese Behandlung als ver-

Tabelle 1. *Therapieergebnisse bei Patienten mit Hodentumoren und Resistenz gegen Velbe-Bleomycin-cis-Platin*

Therapie (n = Zyklen)	Vorbehandlung (Zyklen)	AFP oder HCG am Tag 22		
		< 25%	26–100%	>100%
A-Pt (n = 8)	3,6	1	4	3
A-V-B-Pt (n = 5)	5,2	–	2	3
VP16 (n = 9)	7,3	3	3	3
VP16-Pt (n = 3)	8,3	3	–	–
If-VP16 (n = 5)	9,6	–	2	3
If-VP16-Pt (n = 6)	9,3	3	2	1
A-VP16-Pt (n = 13)	7,9	4	4	5
If-Pt (n = 7)	10,0	2	4	1

gleichsweise „milde" Therapie verlangten. Hämatologisch kam es bei 62% der Fälle zur Entwicklung einer Leukopenie (unter 1500), bei 45% der Patienten zu einer Thrombopenie (unter 70.000) und bei 28% zu einer Anämie (Hämoglobin unter 10,0 g%). Vor allem die Kombination Ifosfamid-VP16-Cis-Platin zeichnete sich durch eine zwischen dem 7. und 16. Tag regelmäßig auftretende Leukopenie aus, sodaß besonders nach vorangegangener Strahlentherapie und/oder bei eingeschränkter Leber-Nieren-Funktion eine Beschränkung der Ifosfamid- und VP16-Medikation auf 3 bis 4 Tage zu empfehlen ist. Im übrigen wurde bei allen Patienten eine teilweise, allerdings schon vorbestehende Alopezie beobachtet, während sich eine Mukositis im Bereich der Mundhöhle nur bei etwa 10% der Patienten nachweisen ließ.

Ergebnisse

Die Bestimmung der Serumspiegel der Tumormarker AFP und HCG ermöglicht eine gute objektive Bewertung der Remissionsqualität 3 Wochen nach Therapiebeginn; aus zellkinetischen Gründen ist allerdings nicht zu erwarten, daß eine Reduktion der Tumormarker auf Nullwerte bereits nach einem Zyklus erfolgt.

Entsprechend Tab. 1 konnte mit den beiden erstangeführten Therapien (A-Pt bzw. A-V-B-Pt) nur in einem von insgesamt 13 Therapiezyklen (7,7%) ein AFP/HCG-Abfall auf Werte unter 25% erreicht werden, während dies bei den VP16-enthaltenden Therapien (VP16-Monotherapie, 4 VP16-Kombinationen) immerhin in 13 von 36 Zyklen (36%) der Fall war (Abb. 1). Dabei erwies sich die Zahl der Vorbehandlungen in der VP16 enthaltenden Therapiegruppe (Tab. 2) wesentlich höher als in der Gruppe der VP16 nichtenthaltenden Kombinatio-

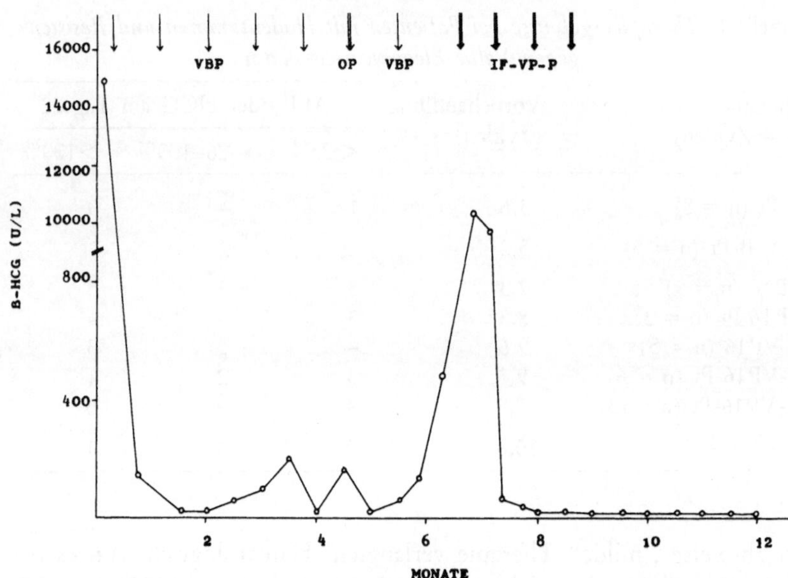

Abb. 1. Patient F. L., 27 Jahre, Diagnose: Teratokarzinom. β-HCG-Serumspiegel/Verlaufsbeobachtung: Trotz wiederholter zytostatischer Therapie (Velbe-Bleomycin-Cis-Platin) nur vorübergehendes Absinken des Anfangwertes (15.000 U/L) bzw. Wiederanstieg auf über 10.000 U/L; endgültige Normalisierung erst nach VP16-Kombinationstherapie

Tabelle 2. *VP16-Therapie (Schemata)*

1. VP16	VP16: 100 mg/m²	Tage 1–5
2. VP16-Pt	VP16: 100 mg/m²	Tage 1–5
	Cis-Platin: 20 mg/m²	Tage 1–5
3. If-VP16	Ifosfamid: 1,5 g/m²	Tage 1–5
	VP16: 100 mg/m²	Tage 1–3 (5)
4. If-VP16-Pt	Ifosfamid: 1,5 g/m²	Tage 1–5
	VP16: 100 mg/m²	Tage 1–3 (5)
	Cis-Platin: 50 mg/m²	Tag 7
5. A-VP16-Pt	Adriamycin: 40 mg/m²	Tag 1
	VP16: 100 mg/m²	Tage 1–3 (5)
	Cis-Platin: 20 mg/m²	Tage 1–5

nen. Bemerkenswert ist ferner, daß auch eine VP16-Monotherapie bereits erfolgreich war (33% Reduktion unter 25% AFP- oder HCG-Spiegeln). Da selbst bei klinisch befriedigenden partiellen Remissionen nach Erstbehandlung mit VP16-Monotherapie in der Regel ein zweiter Zyklus mit VP16 keine vergleichbar guten Ergebnisse mehr erzielen läßt, haben wir in der Folge VP16 vorwiegend in Zweier- und Dreierkombinationen mit Cis-Platin, Ifosfamid und Adriamycin verwendet.

Tabelle 3. *Therapieergebnisse bei Patienten mit Hodentumoren und Resistenz gegen Velbe-Bleomycin-cis-Platin*

Klinische Ergebnisse mit VP16 und/oder Ifosfamid:
Analyse der Einzeltherapien (n = 43)

	CR + PR	MR	Stat	Progr
VP16 (n = 9)	4	1	2	2
VP16-Pt (n = 3)	2	1	–	–
If-VP16 (n = 5)	1	1	–	3
If-VP16-Pt (n = 6)	3	2	1	–
A-VP16-Pt (n = 13)	4	2	3	4
If-Pt (n = 7)	3	2	2	–

Analyse der Patienten (n = 12)

Komplette Remissionen (n = 4):	
D.H. (MTI): VP16, A-VP16-Pt	34+ Monate
H.F. (MTI): A-VP16-Pt, If-VP16-Pt	19+ Monate
F.L. (MTI): If-VP16-Pt	10+ Monate
T.G. (MTT): A-VP16-Pt, If-VP16-Pt	8+ Monate
Partielle Remissionen (n = 8): mittlere Überlebensdauer (nach Resistenz gegen Velbe-Bleomycin-cis-Platin):	10 Monate (2–15 Monate)

Tabelle 4. *Therapieergebnisse mit VP16-Kombinationen bei Patienten mit metastasierenden Sarkomen*

Patient	Histologie	Vorbehandlung	Erfolg	Remissionsdauer
S.H.	Undiff. Sarkom	Rad.	PR	7+ Monate
S.O.	Osteosarkom	Rad., CYVADIC	PR	6 Monate
T.S.	Rhabdomyosarkom	Rad., CYVADIC	PROGR.	–
H.H.	Liposarkom	Rad.	PR	4 Monate

Bei Sichtung der Ergebnisse nach klinischen Gesichtspunkten (Tab. 3) ergibt sich, daß bei 4 (33%) von 12 Patienten (4 MTI, 3 MTU, 5 MTT) komplette Remissionen in der Dauer von 8 bis 34 (im Mittel 17,7) Monaten erreicht werden konnten. Bei den übrigen 8 Patienten ließen sich trotz Resistenz auf Velbe-Bleomycin-Cis-Platin noch partielle Remissionen mit einer mittleren Überlebensdauer von 10 Monaten erzielen.

Die Ergebnisse mit der kombinierten VP16-Ifosfamid-Cis-Platin-Therapie bei den 4 Patienten mit weit fortgeschrittenen Sarkomen finden sich in Tab. 4. Sämtliche Patienten waren radiologisch und 2 Patienten auch chemotherapeutisch vorbehandelt. 3/4 Patienten zeigten eine mehrmonatige Teilremission mit prompter hämatologischer Erholung. Eine eindrucksvolle Rückbildung einer mediastinopulmonalen Metastasierung bei einem Sarkompatienten ist in Abb. 2 a, b illustriert.

Diskussion

Wie die vorliegenden Therapieergebnisse zeigen, lassen sich mit VP16 bei Patienten mit Resistenz gegen Velbe-Bleomycin-Cis-Platin in alleiniger Gabe oder in Kombination zum Teil eindrucksvolle Erfolge selbst bei fortgeschrittenen malignen Tumoren, insbesondere nichtseminomatöser Art, bzw. auch Sarkomen erzielen. Dabei sind im Einzelfall Langzeitremissionen bis über ein Jahr durchaus möglich und können durch Wiederholung der Therapiestöße eventuell noch verlängert werden. Wie bei anderen Therapiearten kommt im allgemeinen partiellen Remissionen eine kürzere Remissionsdauer als kompletten zu.

Die aus der Literatur (4) bekannte schlechte Verträglichkeit bzw. verminderte Effektivität bei Kombination von VP16 mit Adriamycin geht auch aus unseren Erfahrungen hervor, wie Tab. 5 nachweist. Inwieweit dabei eine Kreuzresistenz eine Rolle spielt, läßt sich nicht entscheiden. Immerhin dürfte die Kombination von VP16 mit Adriamycin

Tabelle 5. *Therapieergebnisse bei Patienten mit Hodentumoren und Resistenz gegen Velbe-Bleomycin-cis-Platin*

Therapie (n = Zyklen)	AFP oder HCG am Tag 22		
	< 25%	26–100%	> 100%
mit VP16 (n = 36)	13 (36%)	11	12
ohne VP16 (n = 20)	3 (15%)	10	7
mit Pt (n = 42)	13 (31%)	16	13
ohne Pt (n = 14)	3 (21%)	5	6
mit If (n = 18)	5 (28%)	8	5
ohne If (n = 38)	11 (29%)	13	14
mit A (n = 26)	5 (19%)	10	11
ohne A (n = 30)	11 (37%)	11	8

Abb. 2. Patient S.H., 41 Jahre, männlich, Diagnose: undifferenziertes Sarkom des linken Oberschenkels. a) Thoraxröntgen (vor Therapie): rechts parahilär über 5 cm (DM) großes unregelmäßiges Sekundärblastom, je ein kleinerer Rundherd im linken Ober- und Unterfeld. b) Thoraxröntgen (nach Ifosfamid-VP16-Cis-Platin-Therapie): fast völliger Rückgang der rechts parahilären Verschattung sowie Schwinden der linksseitigen Herde im Ober- und Unterfeld

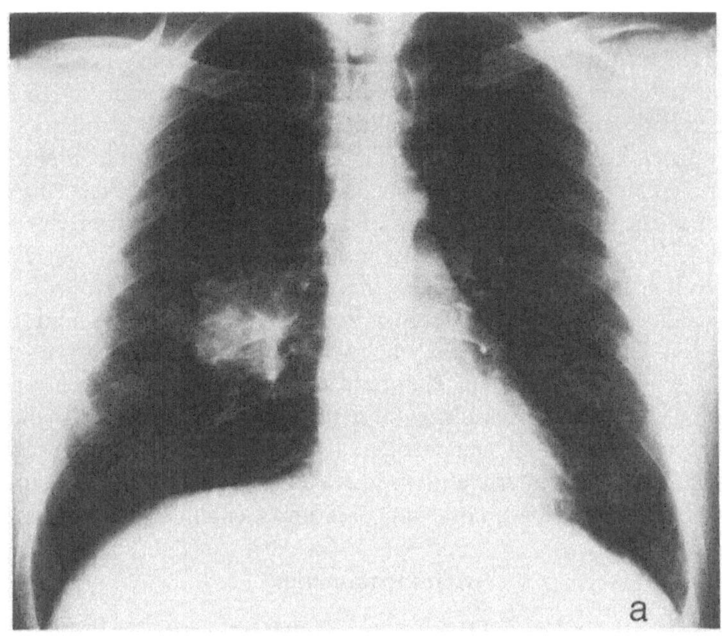
a

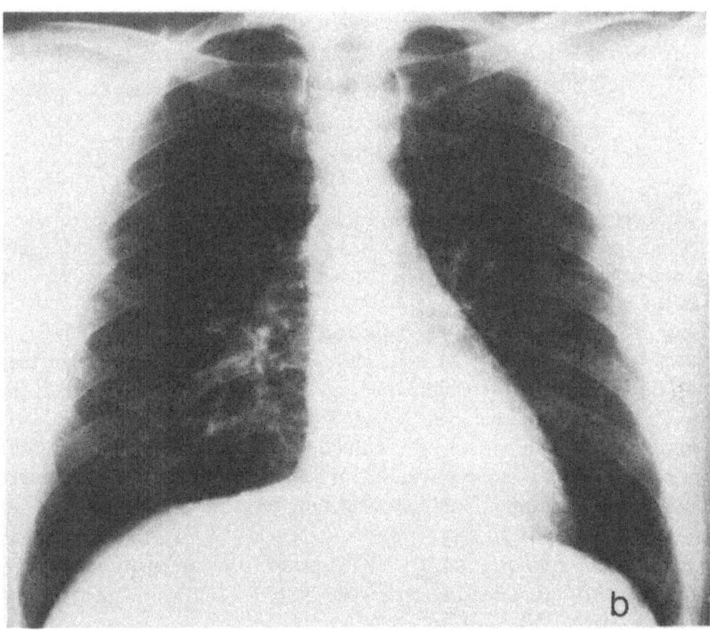
b

keine wesentlichen Vorteile gegenüber einer solchen ohne diese Substanz ergeben.

In Tab. 5 ist die Bedeutung von VP16 in den verschiedenen Therapiekombinationen dargestellt. Während bei Therapien mit VP16 in 36% der Fälle eine deutliche Reduktion der Tumormarkerspiegel erreicht werden konnte, war dies bei Therapien ohne VP16 nur in einem kleinen Teil der Fälle (15%) möglich. Ein ähnlich deutlicher Unterschied war auch bei Fällen mit und ohne Cis-Platin-Medikation zu beobachten, wogegen in der Adriblastinserie in umgekehrtem Sinn eine Verschlechterung des AFP-HCG-Abfalls eingetreten ist.

Zweifellos kann zwar die Grenze zwischen der First-line- und der Second-line-Chemotherapie bei nichtseminomatösen Hodentumoren nicht scharf gezogen werden. Aufgrund der günstigen Erfolgte könnte und sollte aber VP16 zukünftig in sequentiell alternierende Chemotherapieprogramme eingebaut werden. Dies hätte zum Ziel, frühzeitig Resistenzen zu verhindern und so die Heilungsquote bzw. Gesamtlebensdauer der Hodentumor- und Sarkompatienten entscheidend zu verbessern.

Zusammenfassung

An einer Serie von 12 gegen Velbe-Bleomycin-Cis-Platin resistenten Hodentumorpatienten sowie 4 Patienten mit weit fortgeschrittenen bzw. metastasierenden Sarkomen wird anhand des AFP/HCG-Abfalls und der klinischen Remissionsgrade bzw. -quoten der Effekt von VP16 als Monotherapie und in Form verschiedener Kombinationen dargestellt. Die verschiedenen Nebenwirkungen und die zukünftige Stellung der VP16-Therapie werden diskutiert.

Literatur

1. *Bremer, K., Niederle, N., Krischke, W., Higi, M., Scheulen, M. E., Schmidt, C. G., Seeber, S.:* Etoposid- und Etoposid/Ifosfamid-Therapie refraktärer Hodentumoren. In: Etoposid. Derzeitiger Stand und neue Entwicklungen in der Chemotherapie maligner Neoplasien, S. 191–197. München: W. Zuckschwerdt Verlag. 1981.
2. *Fisher, R. I., DeVita, V. T., jr., Hubbard, S. M., Longo, D. L., Wesley, R., Chabner, B. A., Young, R. C.:* Diffuse aggressive lymphomas: Increased survival after alternating flexible sequences of ProMACE and MOPP chemotherapy. Ann. of int. Med. *98,* 304–309 (1983).
3. *Wellens, W., Donhuijsen-Ant, R., Habets, L., Kleinmanns, G., Mussgnug, G., Schroeder, M., Westerhausen, M.:* Therapie progredienter Sarkome mit Etoposid und Ifosfamid. In: Etoposid, S. 159–164. München: W. Zuckschwerdt Verlag. 1981.
4. *Williams, St. D., Einhorn, L. H.:* VP16 salvage therapy for refractory germ cell tumors: An up date. In: Etoposid, S. 167–171. München: W. Zuckschwerdt Verlag. 1981.

Etoposid (VP 16-213)
in der Therapie
maligner Erkrankungen
Herausgeber: J. Schwarzmeier E. Deutsch K. Karrer
Springer-Verlag Wien New York 1984

Derzeitiger Stellenwert von VP16-213 bei fortgeschrittenen nichtseminomatösen Hodenkarzinomen

M. Lehnert und **H. L. Seewann**

III. Medizinische Abteilung (Vorstand: Prof. Dr. *K. Wagner*)
des Landeskrankenhauses Graz

Fortgeschrittene nichtseminomatöse Hodenkarzinome (NSHC) können und müssen heute mit kurativer Zielsetzung behandelt werden. Voraussetzung dafür war die Entwicklung und schrittweise Verbesserung hocheffektiver Polychemotherapieprogramme mit einer derzeit erreichbaren Remissionsrate von 80 bis 90%. Als notwendige Grundvoraussetzung für langdauernde Krankheitsfreiheit und unter Umständen Heilung ist eine Vollremission anzustreben, was in 60 bis 75% durch alleinige Chemotherapie, in weiteren 15 bis 20% durch zusätzliche chirurgische Entfernung des Resttumors gelingt. Wirksamste Einzelsubstanz bei NSHC ist zur Zeit Cis-Platinum, das meist mit Bleomycin und Vinblastin, manchmal auch zusätzlichen Zytostatika kombiniert wird (2, 3, 7, 8, 9, 10, 11).

Das Epipodophyllotoxinderivat VP16-213 erreichte in Phase-II-Studien bei stark vorbehandelten Patienten Remissionsraten um 30 bis 40%, darunter auch vereinzelte Vollremissionen. Dabei zeigte VP16 als erste Monosubstanz auch Wirksamkeit nach Ineffektivität von Cis-Platinum (5, 12). Kombiniert mit anderen Zytostatika wurde VP16 mit gutem Erfolg als sogenannte „Salvage"-Therapie bei rezidivierenden oder ungenügend auf das Erstprotokoll ansprechenden NSHC eingesetzt (1, 6, 12).

Wir verwenden seit 1980 die am Memorial Hospital in New York entwickelten Protokolle, zunächst VAB-4, anschließend VAB-6 ohne Erhaltungstherapie (8, 10). Abb. 1 zeigt unsere derzeitige Behandlungsstrategie bei fortgeschrittenen NSHC. Das wesentliche erste Behandlungsziel ist die Erreichung einer Vollremission durch intensive Kombinationschemotherapie über wenige Monate und ergänzendes abdominelles oder/und thorakales chirurgisches Vorgehen. Wir verzichten

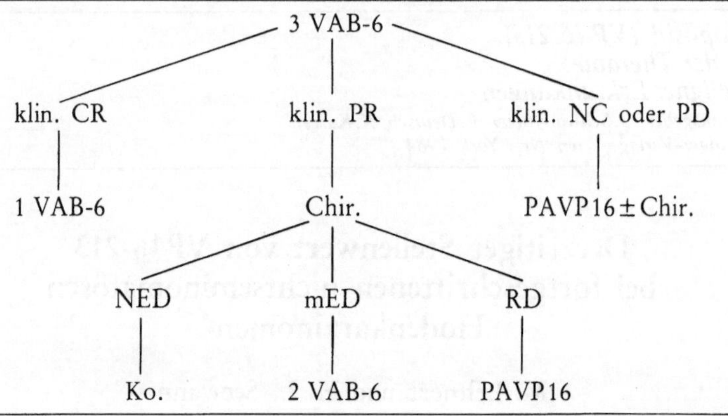

Chir. = „Salvage"-Chirurgie abdominell oder/und thorakal, NED = No evidence of disease, mED = Microscopically evidence of disease, RD = Residual disease.

Abb. 1. Derzeitiges Behandlungskonzept bei fortgeschrittenen NSHC

Cis-Platin	120 mg/m²	intravenös	Tag 1
Adriamycin	60 mg/m²	intravenös	Tag 1
VP16-213	100 mg/m²	intravenös	Tage 1–5
Wiederholung 3wöchentlich			

Abb. 2. „Salvage"-Protokoll PAVP16

auf eine Erhaltungstherapie, da diese in mehreren Untersuchungen die Ergebnisse nicht verbessern konnte (4, 10).

Statt dessen werden in Vollremission befindliche Patienten engmaschig – im 1. Jahr 1monatlich, im 2. Jahr 2monatlich, im weiteren 3monatlich – kontrolliert, wobei den biologischen Tumormarkern AFP und β-HCG größte Bedeutung zukommt. Außerdem wird jeweils ein konventionelles Thoraxröntgen durchgeführt. Zusätzliche Untersuchungen, wie Sonographie oder CT des Abdomens, CT-Thorax, Skelettszintigraphie usw., erfolgen, wenn notwendig. Die Wertung einer klinischen Vollremission beinhaltet die vollständige Normalisierung entsprechender radiologischer Untersuchungen *plus* initial erhöhter Tumormarker. Für eine partielle Remission wird neben den üblichen radiologischen Kriterien die Reduktion der biologischen Marker um zumindest 80% des Ausgangswertes gefordert.

Bisher wurden 7 Patienten nach diesem Konzept behandelt. Alle erreichten eine bislang andauernde Vollremission, 5 durch alleinige Chemotherapie mit VAB-6, 2 durch zusätzliche chirurgische Maßnahmen. Mit einer längsten Remissionsdauer von nunmehr 14 Monaten ist die Beobachtungszeit allerdings noch kurz.

Seit Herbst 1981 wurden 14 Patienten mit fortgeschrittenen NSHC mit VP16 behandelt. 13 Patienten erhielten die Kombination Cis-Platin-Adriamycin-VP16 (PAVP 16, siehe Abb. 2) als „Salvage"-Therapie. 11 der 13 Patienten sind bezüglich Tumoransprechens und Toxizität beurteilbar. Ein Patient verweigerte nach dem ersten Kurs die weitere Therapie, ein weiterer verstarb während des ersten Chemotherapiekurses an der weit fortgeschrittenen Tumorerkrankung. In Tab. 1 sind einige wesentliche Charakteristika der 11 auswertbaren Patienten angeführt. Die Tumorausdehnung wurde nach den Kriterien von *Samuels* (7) in „minimal disease" (2 Patienten) und „advanced disease" (9 Patienten) unterteilt. Unter den letzteren fanden sich 5 Patienten mit fortgeschrittenem abdominellen, 3 mit fortgeschrittenem thorakalen und ein Patient mit ausgedehntem abdominellen und thorakalen Tumorbefall. 8 Patienten waren markerpositiv (HCG und/oder AFP). Alle Patienten hatten unter anderem bereits Cis-Platinum, Bleomycin und Vinblastin in verschiedenster Kombination erhalten und waren darunter progredient gewesen. 5 Patienten waren zusätzlich palliativ bestrahlt, 4 im Bereich eines abdominellen Tumorbulks, ein Patient wegen einer frakturgefährdeten osteolytischen LWS-Metastase. Das Tumoransprechen auf PAVP 16 ist in Tab. 2 zusammengefaßt. Die Remissionsrate beträgt 63,6%, 4 Patienten erreichten eine Teil-, 3 eine Vollremission,

Tabelle 1. *Wesentliche Charakteristika der 11 auswertbaren Patienten vor Behandlungsbeginn mit PAPV16*

Hist.	Pat.	MD	AD	HCG	AFP	HCG/AFP	pCT	pRx
E	6	2	4	3	4	4 / 6	6	3
T	3	–	3		2	2 / 3	3	1
Ch+	2	–	2	2	1	2 / 2	2	1
Gesamt	11	2	9	5	7	8/11	11	5

MD = Minimal disease, AD = Advanced disease, E = embryonales NSHC, T = teratogene Anteile, Ch+ = choriale Anteile, pCT = Previously chemotherapy, pRx = Previously radiation.

Tabelle 2. *Tumoransprechen auf PAVP16*

Komplette Remission	3/11
Partielle Remission	4/11
Remissionsrate (%)	63,6%
Mittlere Remissionsdauer	5 Monate (3–12–)

unter den letzteren beide Patienten mit „minimalem" und ein Patient mit fortgeschrittenem thorakalen Tumorbefall. Die mittlere Remissionsdauer war mit 5 Monaten relativ kurz, 3 der ansprechenden und alle nichtansprechenden Patienten sind bereits verstorben. Diese Ergebnisse sind deutlich schlechter als jene der Gruppe in Indianapolis, welche die Kombination Cisplatinum/VP16 ± Bleomycin ± Adriamycin als „Salvage"-Therapie eingesetzt hat (12). Die Remissionsrate lag bei 85%, etwa 46% der Patienten erreichten eine Vollremission, und einige sind bereits über 30 Monate krankheitsfrei. Allerdings war der Prozentsatz an Patienten mit „minimaler" Tumorausdehnung größer und die zytostatische Vorbehandlung bei vielen deutlich geringer. Unter anderem hatten einige Patienten vorher kein Cis-Platinum erhalten.

Mortimer und *Mitarbeiter* berichteten über eine Remissionsrate von 100% mit der Kombination Cis-Platin-Adriamycin-VP16. Darunter war nur eine Vollremission auf alleinige Chemotherapie, bei 3 Patienten mit partieller Remission konnte durch zusätzliche Resektion des Resttumors Tumorfreiheit erzielt werden (6). Die Remissionsrate der Kombination VP16-Ifosfamid betrug 58,3%, wobei jeder Patient mit minimalem, jedoch keiner mit ausgedehntem Tumorbefall ansprach. Der Anteil an Vollremissionen blieb gering (1).

Die Toxizität des Protokolls (Tab. 3) war – angesichts der starken Vorbehandlung dieser Patienten wider Erwarten – mäßig. Lebensbedrohliche Nebenerscheinungen fehlten, häufigste Nebenwirkungen waren Alopezie, Cis-Platin-induzierte gastrointestinale Toxizität und eine meist milde und reversible Myelosuppression.

Abschließend möchten wir kasuistisch über einen Patienten berichten, der VP16 bereits im Rahmen der Erstbehandlung erhielt. Der 19 Jahre junge Mann wurde Ende Januar 1983 an uns überwiesen. Er hatte davor innerhalb kurzer Zeit 20 kg abgenommen, seit einigen Wochen stärkste und zuletzt opiatbedürftige Oberbauchschmerzen und seit 5 Tagen einen Subileus. Man tastete einen ausgedehnten expansiven Prozeß im medianen Oberbauch, links supraklavikulär ein 3 × 4 cm

Tabelle 3. *Toxizität von PAVP16*

Toxizität	0	1	2	3	4
Knochenmark	4	3	3	1	–
Niere	8	1	2	–	–
Mukositis	10	–	1	–	–
Innenohr	9	2	–		
Herz	11	–	–	–	–
Übelkeit/Erbrechen	2	5	3	1	–
Alopezie	–	–	3	8	–

großes Lymphompaket, beide Hoden waren palpatorisch unauffällig. Die abdominelle Sonographie zeigte ein 10 × 7 cm messendes retropankreatisches Lymphompaket, das Thoraxröntgen mehrere Lungenmetastasen beidseits bis 2 cm im Durchmesser. An Laborwerten wesentlich: S.LDH 756 mE/ml, AFP 38,4 ng/ml, β-HCG 194,2 mE/ml. Die histologische Untersuchung des links supraklavikulär exstirpierten Lymphoms ergab eine Metastase eines soliden Karzinoms, morphologisch war ein Keimzellkarzinom als Primärtumor zu vermuten. Aufgrund des akut lebensbedrohlichen Krankheitsbildes wurde auf weitere diagnostische Maßnahmen, z. B. Sonographie der Hoden, verzichtet. Somit lautete die Arbeitsdiagnose am 4. Tag des Aufenthalts des Patienten auf fortgeschrittenes, nichtseminomatöses Keimzellkarzinom, wobei zu diesem Zeitpunkt ein extragonadaler, retroperitonealer Ursprung am wahrscheinlichsten schien.

Der Patient erhielt ein modifiziertes VAB-6-Protokoll. Auf Vinblastin wurde wegen des Subileus verzichtet, Actinomycin D durch Adriamycin ersetzt. Unmittelbar nach intravenöser push-Gabe von 30 mg Bleomycin trat eine schwere anaphylaktische Reaktion mit Schock, Glottisödem etc. auf. Diese lebensbedrohliche Komplikation konnte mit entsprechenden Maßnahmen rasch beherrscht werden, wir ersetzten in weiterer Folge aber Bleomycin durch VP16 in einer Dosierung von 100 mg/m^2 als Kurzinfusion über 5 Tage.

Bereits am Ende des 1. Chemotherapiekurses war der Patient nach wesentlicher Schmerzabnahme und Normalisierung der Darmfunktion deutlich gebessert, sodaß er nach einigen weiteren Tagen vorübergehend entlassen werden konnte. Noch vor dem 2. Chemotherapiekurs 2 Wochen später war er subjektiv vollkommen beschwerdefrei. Die klinische Erfolgsbeurteilung nach 3 Chemotherapiekursen ergab eine sehr gute Teilremission: Der Patient hatte 20 kg an Gewicht zugenommen und keinerlei subjektive Beschwerden. Periphere Lymphknotenstationen und Thoraxröntgen waren unauffällig, S.LDH, AFP und β-HCG normal bzw. nicht mehr nachweisbar. Im CT-Abdomen sah man paraaortale Restlymphome mit ausgedehntem zentralen hypodensen Areal im Sinne einer Nekrose. Die nunmehr durchgeführte sonographische Untersuchung beider Hoden zeigte ein kleines, verkalktes Areal im Bereich des linken Hodens. Somit dürfte retrospektiv doch ein kleines nichtseminomatöses Hodenkarzinom links Ausgangspunkt des ausgedehnten abdominellen und supradiaphragmalen Tumorbefalls gewesen sein.

Entsprechend unserem Behandlungskonzept erfolgte daraufhin die retroperitoneale Lymphknotendissektion und zusätzlich hohe Semikastratio links. Die paraaortalen Lymphome konnten dabei wegen Einwachsens in die Adventitia von Aorta und Vena cava inferior nicht ganz vollständig reseziert werden. Exstirpierte Lymphknoten und der oben erwähnte Bezirk des linken Hodens waren histologisch weitgehend nekrotisch, nur an einer etwa 3 mm großen Stelle einer paraaortalen Lymphdrüse vereinzelte, stark lädierte Tumorzellen erkennbar. Der Patient erhält nun 2 zusätzliche Chemotherapiekurse, und es besteht die begründete Hoffnung auf langdauernde Tumorfreiheit, unter Umständen Heilung. Dieser Krankheitsverlauf zeigt, wie wertvoll es ist, eine bei diesem Tumortyp so wirksame Substanz wie VP16 zur Verfügung zu haben, um nötigenfalls ein Zytostatikum des Primärprotokolls zumindest gleichwertig ersetzen zu können.

Zusammengefaßt hat VP16-213 heute für uns einen fixen Platz in der Behandlung fortgeschrittener NSHC: 1. in der „Salvage"-Therapie bei unzureichender Effektivität des Erstprotokolls, 2. als „Ersatz"-Zytostatikum erster Wahl, falls eine Substanz des VAB-6-Regimes nicht verabreicht werden kann. Ob durch primären Einsatz von VP16 eine Verbesserung der Ergebnisse möglich ist – z.B. bei bekannten Risikogruppen wie Patienten mit fortgeschrittenem abdominellen Tumorbefall („bulky disease"), bestimmten histologischen Subtypen etc. –, muß abgewartet werden. Derzeit liegen noch keine ausssagekräftigen Resultate der diese Frage bereits prüfenden Studien vor.

Literatur

1. *Bremer, K., Niederle, N., Krischke, W., et al.:* Etoposid- und Etoposid/Ifosfamid-Therapie refraktärer Hodentumoren. Etoposid-Symposium, Frankfurt/Main, 1981.
2. *Einhorn, L. H., Donohue, J. P.:* Cis-diammine-dichloro-platinum, vinblastine and bleomycin combination chemotherapy in disseminated testicular cancer. Ann. int. Med. *87,* 293–298 (1977).
3. *Einhorn, L. H., Williams, St. D., Mandelbaum, J., Donohue, J. P.:* Surgical resection in disseminated testicular cancer following chemotherapy cytoreduction. Cancer *48,* 904–908 (1981).
4. *Einhorn, L. H., Williams, St. D., Turner, S., et al.:* The role of maintenance therapy in disseminated testicular cancer: A Southeastern Cancer Study Group protocol. Proc. Am. Ass. Cancer Res. & Am. Soc. clin. Oncol. 22, 463 (1981).
5. *Fitzharris, B. M., Kaye, S. B., Savermutter, S., et al.:* VP16-213 as single agent in advanced testicular tumors. Eur. J. Cancer *16,* 1193–1197 (1980).
6. *Mortimer, J., Bukowski, R. M., Montie, J., et al.:* VP16-213, cis-platinum, and adriamycin salvage therapy of refractory and/or recurrent nonseminomatous germ cell neoplasms. Cancer Chemother. Pharmacol. *7,* 215–218 (1982).
7. *Samuels, M. L., Lanzotti, V. J., Holoye, P. Y., et al.:* Combination chemotherapy in germinal cell tumors. Cancer Treat. Rev. *3,* 185–204 (1976).

8. *Vugrin, D., Cvitkovic, E., Whitmore, W. F., jr., et al.:* VAB-4 combination chemotherapy in the treatment of metastatic testis tumors. Cancer *47,* 833–839 (1981).
9. *Vugrin, D., Whitmore, W. F., jr., Bains, M., Golbey, R. B.:* Role of chemotherapy and surgery in the treatment of thoracic metastases from non-seminomatous germ cell testis tumor. Cancer *50,* 1057–1060 (1982).
10. *Vugrin, D., Whitmore, W. F., jr., Golbey, R. B.:* VAB-6 combination chemotherapy without maintenance in treatment of disseminated cancer of the testis. Cancer *51,* 211–215 (1983).
11. *Vugrin, D., Whitmore, W. F., jr., Sogani, P. C., et al.:* Combined chemotherapy and surgery in treatment of advanced germ cell tumors. Cancer *47,* 2228–2231 (1981).
12. *Williams, St. D., Einhorn, L. H., Greco, A., et al.:* VP16-213 salvage therapy for refractory germinal neoplasms. Cancer *46,* 2154–2158 (1980).

Etoposid (VP 16-213)
in der Therapie
maligner Erkrankungen
Herausgeber: J. Schwarzmeier E. Deutsch K. Karrer
Springer-Verlag Wien New York 1984

VP16-213 (Etoposid) bei malignen Hodentumoren (Diskussionsbeitrag)

D. Nitsche

1. Interne Abteilung (Leiter: Doz. Dr. *G. Michlmayr*)
des Krankenhauses der Barmherzigen Schwestern, Linz

Bei 5 Patienten mit embryonalem Hodenkarzinom bzw. -teratom im fortgeschrittenen Stadium wurde nach 2 Chemotherapiestößen mit Velbe-Bleomycin eine Therapie mit Adriamycin-VP16 angeschlossen (Abb. 1).

Adriamycin wurde in einer Dosis von 60 mg/m² am Tag 1, VP16 in einer Dosis von 200 mg/m² peroral an den Tagen 1 bis 5 gegeben. Diese

Vinblastin	0,2	mg/m²	Tage 1, 2 + 29, 30
Bleomycin	15	U/m²	Tage 1–5 + 29–33
		↓	
Adriamycin	60	mg/m²	Tag 57
VP16-213	200	mg/m² peroral	Tage 57–61
		↓	

Wiederholung der beiden letzten Zytostatika alle 4 Wochen bis zur Vollremission, dann alle 2 Monate bis zur Adriamycin-Gesamtdosis von 500 mg/m².

Abb. 1. Therapie maligner Hodentumoren

Patient	Alter (J.)	Histologie	Stadium	Ansprechen	Dauer der Remission (Jahre)
O.J.	30	embryonales Karz.	IV	Vollremission	4
G.H.	34	Seminom	IV	Vollremission	4½
S.A.	38	embryonales Karz.	IV	Vollremission	5
K.K.	33	Teratom	IV	kein Ansprechen	–
E.G.	24	Teratom	IV	kein Ansprechen	–

Abb. 2. Ergebnisse der Polychemotherapie (Velbe-Bleomycin + Adriamycin/VP16-213) bei Patienten mit Hodentumoren

Therapie wurde bis zum Eintreten einer Vollremission monatlich, dann alle 2 Monate bis zum Erreichen einer Adriamycin-Gesamtdosis von 500 mg/m² gegeben. Bei 3 dieser 5 Patienten (Abb. 2) konnte eine Vollremission erreicht werden, alle 3 Patienten sind noch am Leben, und zwar 4, 4½ und 5 Jahre nach Beginn der Therapie. Bei 2 Patienten war nur eine geringe und kurzfristige Tumorrückbildung zu erreichen; diese beiden Patienten starben 4 bzw. 7 Monate nach Therapiebeginn.

Unsere Ergebnisse unterstreichen, daß VP16 in der Behandlung von Hodentumoren ein äußerst potentes Zytostatikum ist. Es ist heute zwar teilweise durch Cis-Platin etwas verdrängt worden, sollte aber als Alternativtherapie immer in Erwägung gezogen werden.

Etoposid (VP 16-213)
in der Therapie
maligner Erkrankungen
Herausgeber: J. Schwarzmeier E. Deutsch K. Karrer
Springer-Verlag Wien New York 1984

VP16-213 bei metastasierenden Hodentumoren (Diskussionsbeitrag)

K. Scheiber

Universitätsklinik für Urologie, Innsbruck (Vorstand: Prof. Dr. *H. Marberger*)

Wir haben an der Urologischen Klinik in Innsbruck, in Zusammenarbeit mit der hämatologischen Ambulanz, ebenfalls gute Erfahrungen mit VP16 beim metastasierenden nichtseminomatösen Hodentumor gemacht. Es wurden insgesamt 7 Patienten mit Etoposid in Kombination mit Adriamycin und Cis-Platin behandelt.

Von 4 Patienten, die zuvor mit dem Einhorn-Schema nur eine inkomplette Remission erreicht hatten, kamen 3 mit der Etoposid-Kombination in komplette Remission, die zur Zeit anhält; ein Patient hatte eine Progression und ist verstorben. Die anderen 3 Patienten wurden ebenfalls primär nach dem Einhorn-Schema behandelt und anschließend eine operative Tumorreduktion durchgeführt; postoperativ erhielten sie Etoposid-Kombinationstherapie. Alle 3 Patienten sind bis heute tumorfrei.

Der Beobachtungszeitraum aller Patienten liegt zwischen 13 Monaten und 3 Jahren.

Etoposid (VP 16-213)
in der Therapie
maligner Erkrankungen
Herausgeber: J. Schwarzmeier E. Deutsch K. Karrer
Springer-Verlag Wien New York 1984

Diskussion

Teilnehmer: *Fereberger, Hellriegel, Hofmann, Honetz, Kühböck, Lehnert, Nitsche, Pont, Scheiber, Schwarzmeier, Seewann*

Zum Einsatz von Etoposid bei Hodentumoren entwickelt sich eine lebhafte Diskussion. Zur Frage, warum bei Patienten, die primär auf das „Einhorn-Schema" nicht angesprochen hatten, unter anderem eine Etoposid-Monotherapie begonnen wurde, wird ausgeführt, daß solche Therapieversager die Möglichkeit geben, ein relativ neues Präparat vorerst als Einzelsubstanz auszutesten. Mehrere Diskussionsteilnehmer berichten übereinstimmend, daß sie mit dem „Einhorn-Schema" bei Hodentumoren mit „bulky disease" und insbesondere mit größeren Lungenmetastasen keine oder relativ geringe Remissionsquoten erzielt hätten. Aus diesem Grund wäre es sicherlich überlegenswert, das Etoposid in einer eigenen Studie als Primärtherapie einzusetzen. Es wird berichtet, daß nach Informationen einiger Teilnehmer eine derartige Studie bereits läuft. Einer anderen Angabe zufolge wird ein Schema, bestehend aus Cis-Platin, Etoposid, Vinblastin und Bleomycin in den U.S.A. ausgetestet. Da die dort angewendeten Cis-Platin-Dosen sehr hoch sind, wird bezweifelt, ob man aus den Ergebnissen dieser Studie einen Schluß auf die Wirksamkeit des Etoposid wird ziehen können. Ansätze zu einer gemeinsamen Studie werden überlegt.

Im folgenden wird präzisiert, daß Voraussetzung für die Wertung einer klinischen Vollremission das völlige Negativwerden vorher positiver Marker ist. Dazu wird noch angemerkt, daß auch das Negativwerden beider Marker nicht mit Vollremission gleichgesetzt werden darf, wenn z. B. im CT Restläsionen nachweisbar sind. Bei einem kleinen Prozentsatz von Patienten, die markernegativ geworden sind, findet man bei chirurgischer Revision Tumorreste. – Von einer klinischen Teilremission wird dann gesprochen *(Lehnert)*, wenn – neben den sonstigen Kriterien einer Teilremission – die Marker um über 80% zurückgehen. In diesem Fall erfolgt eine chirurgische Revision. Gehen die Marker um weniger als 80% zurück, wird der Patient als Non-Responder eingestuft und einer alternativen Chemotherapie zugeführt.

Nach den Zürcher Erfahrungen werden derzeit Patienten in partieller Remission nur dann operiert, wenn die Marker negativ sind; das

Vorhandensein von Markern wird als Hinweis auf noch bestehende Metastasen gewertet. Von den Patienten, die in partielle Remission kamen und noch Marker hatten, konnte keiner durch chirurgische Maßnahmen in eine definitive Remission gebracht werden; es kann allerdings nicht mehr genau angegeben werden, in welchem Ausmaß die Marker abgefallen waren.

Von anderer Seite wird hervorgehoben, daß es sehr wesentlich ist, bei Patienten mit positiven Tumormarkern nach der Operation sehr rasch mit einer massiven zytostatischen Therapie zu beginnen, andernfalls könnte es zur Explosion des Tumors kommen. In der Grazer Studie wurde, wenn nach der Operation die Marker negativ wurden – man also davon ausgehen konnte, daß die markerproduzierende Läsion radikal entfernt wurde –, keine Chemotherapie mehr durchgeführt. Es konnte bei diesem Vorgehen in keinem Fall ein Rezidiv beobachtet werden. Das Gesamttherapiekonzept sollte darauf ausgerichtet sein, möglichst vielen Patienten mit möglichst wenig zytostatischer Therapie die Chance zur Heilung zu geben.

Abschließend wird betont, daß die primäre Zielsetzung bei Residualdisease eine Operation sein sollte. Der optimale Zeitpunkt der chirurgischen Intervention wird weltweit noch diskutiert. Es werden hiezu Untersuchungen von *Javadpour* angeführt, der bei umgekehrtem Vorgehen, also primär chirurgische Reduktion der Tumormassen und anschließend Chemotherapie, keine Verbesserungen der Therapieergebnisse erzielen konnte.

Die Frage, ob unter einer Therapie mit Etoposid ein unterschiedliches Ansprechen von Primärtumor und Metastasen – sowohl bei Hodentumoren als auch beim Bronchialkarzinom – beobachtet wurde, kann nicht eindeutig beantwortet werden. Beim Bronchialkarzinom besteht der Eindruck, daß Primärtumor und Metastasen gleich gut oder gleich schlecht reagierten.

Etoposid (VP 16-213)
in der Therapie
maligner Erkrankungen
Herausgeber: J. Schwarzmeier E. Deutsch K. Karrer
Springer-Verlag Wien New York 1984

Therapieversuch mit Etoposid beim metastasierenden Mammakarzinom

G. Baumgartner

3. Medizinische Abteilung und Ludwig Boltzmann-Institut
für Leukämieforschung und Hämatologie (Leiter: Prof. Dr. *A. Stacher*)
im Hanusch-Krankenhaus, Wien

Etoposid hat sich bei einer Reihe verschiedener maligner Erkrankungen gut bewährt. Bezüglich der Wirksamkeit beim Mammakarzinom liegen bisher wenige Berichte vor. Von *Schell* wurde eine objektive Remissionsrate von 14% bei Anwendung als Monotherapie angegeben (1). In einer Kombination mit Adriamycin wurde bei Patientinnen, die gegen das CMF-Schema resistent waren, eine Remissionsrate von 33% erreicht (2).

Wir haben 7 Patientinnen mit Zustand nach Ablatio mammae und Knochenmetastasierung, die gegen das CMF-Schema und das ACO-Schema resistent waren, mit Etoposid-Monotherapie behandelt. Die Patientinnen erhielten 120 mg/m² Etoposid täglich durch 3 Tage, der Zyklus wurde alle 3 Wochen wiederholt (Tab. 1). Von den 7 Patientinnen zeigten 3 eine subjektive Besserung. Bei einer weiteren Patientin kann die Besserung der Knochenschmerzen durch Etoposid nicht als bewiesen gelten, da sie zusätzlich Medroxyprogesteronazetat erhalten

Tabelle 1. *Status post Ablatio mammae / Knochen-Sec.*

Vepesid 120 mg/m²/die 3mal alle 3 Wochen		
3 von 7 Patientinnen subjektiv gebessert;		
1 von 7 Patientinnen fraglich gebessert (zusätzlich Provera)		
(einer dieser Fälle hatte zusätzlich Pleurabefall/kein Ansprechen).		
2 von 7 Patientinnen: Leuko ↓ (~ 2500 mm³)		
Vepesid	120 mg/m²/die	3mal alle 3 Wochen
+ CCNU 80 mg/m²		alle 6 Wochen
1 von 2 Patientinnen subjektiv gebessert.		
Beide Patientinnen: Leuko ↓ (~ 2000 mm³)		

hat. Die übrigen Patientinnen zeigten kein Ansprechen. Bei 2 der 7 Patientinnen kam es zu einem Abfall der Leukozyten auf ungefähr 2500/mm³, bei allen Patientinnen trat eine Alopezie auf.

Bei 2 weiteren Patientinnen, bei denen ebenfalls eine Knochenmetastasierung vorlag, verabreichten wir zusätzlich zu der Behandlung mit Etoposid, die in der oben beschriebenen Weise vorgenommen wurde, bei jedem 2. Zyklus (alle 6 Wochen) 80 mg/m² CCNU (Tab. 1). Von diesen beiden Patientinnen zeigte eine eine Besserung der Knochenschmerzen. Bei beiden Patientinnen fielen die Leukozyten auf etwa 2000/mm³ ab.

In Anbetracht der geringen Anzahl der Fälle haben diese Ergebnisse keine große Aussagekraft, sie bestätigen aber die Berichte aus der Literatur, wonach Etoposid auch beim Mammakarzinom eine gewisse Wirkung zeigt, die unter Umständen durch Kombination mit anderen Zytostatika verstärkt werden könnte. Untersuchungen in dieser Richtung sollten durchgeführt werden.

Literatur

1. *Schell, F. C., Yap, H. A., Hortobagyi, G. N., Issell, B., Esparza, L.:* Phase II study of VP16-213 (etoposide) in refractory metastatic breast carcinoma. Cancer Chemother. Pharmacol. *7* (2/3), 223–225 (1982).
2. *Perez Manga, G., Madrigal Alonso, P., Alburquerque Carbuccia, H.:* Adriamycin and VP16-213 combination treatment for breast cancer previously treated by the CMF regimen. Cancer Chemother. Pharmacol. *7* (2/3), 231–233 (1982).

Etoposid (VP 16-213)
in der Therapie
maligner Erkrankungen
Herausgeber: J. Schwarzmeier E. Deutsch K. Karrer
Springer-Verlag Wien New York 1984

Diskussion

Teilnehmer: *Baumgartner, Kühböck, Löffelmann, Raettig*

Es gibt in Österreich bisher nur sehr wenige Erfahrungen mit Etoposid beim Mammakarzinom.

In einem Diskussionsbeitrag *(Löffelmann)* wird von den Erfahrungen mit einer Cis-Platin-Etoposid-Kombination berichtet, wobei es nach Versagen des FAC-Schemas bei einem Fall zu einem Rückgang einer peritonealen Karzinose, bei einem zweiten zur Reduktion von Pleuraergüssen kam.

Anschließend werden die wenigen bisher in der Literatur vorliegenden Angaben über Etoposid beim Mammakarzinom zusammengefaßt und Ansatzpunkte für eine Etoposid-Behandlung diskutiert, eventuell in Kombination mit Adriamycin bei CMF-vorbehandelten Patientinnen oder kombiniert mit Cis-Platin bei Patientinnen, die zuvor ein Adriamycin-hältiges Schema erhalten hatten.

*Etoposid (VP 16-213)
in der Therapie
maligner Erkrankungen*
*Herausgeber: J. Schwarzmeier E. Deutsch K. Karrer
Springer-Verlag Wien New York 1984*

Zur Frage des Einsatzes von Etoposid (VP16-213) in der Pädiatrie (Diskussionsbeitrag)

H. Gadner

St.-Anna-Kinderspital, Wien (Leiter: Prof. Dr. *H. Gadner*)

Auch in der pädiatrischen Onkologie hat das Etoposid in den letzten Jahren Eingang in verschiedene Kombinationsschemata gefunden. Die geringe Anzahl von Patienten und das Fehlen von Monotherapiestudien mit Etoposid lassen eine konkrete Aussage zur Wirksamkeit und zum Stellenwert dieses Medikaments in der Palette der bewährten Zytostatika derzeit nicht zu.

In folgenden Protokollen wird das Medikament zur Zeit von uns und anderen kinderonkologischen Zentren in Österreich verwendet:

1. Bei der akuten myeloischen Leukämie wird gemäß dem AML-Protokoll der Deutschen Arbeitsgemeinschaft für Leukämieforschung (DAL) Etoposid (VP16) (150 mg/m² intravenös an den Tagen 6, 7 und 8) in Kombination mit Ara-C (48stündige Dauerinfusion, anschließend 12stündige Gabe von je 100 mg/m² intravenös an den Tagen 3 bis 8) und Adriamycin (60 mg/m² intravenös an den Tagen 3, 4 und 5) verabreicht. Nach dieser einwöchigen Modifikation des 7+3-Schemas wird das in pädiatrischen Kreisen gut bewährte BFM-Protokoll für die akute myeloische Leukämie (*U. Creutzig et al.:* Mod. Trends Hum. Leukemia V, 46, 1983) angeschlossen.

2. Eine weitere Verwendung findet das Etoposid im österreichischen Rhabdomyosarkom-Protokoll, das sich ebenfalls eng an das Protokoll für Weichteilsarkome der Gesellschaft für pädiatrische Onkologie (GPO) anschließt, wobei in dem Behandlungsarm für Stadium IV in einem vom T-9- und T-11-Protokoll (Memorial Sloan Kettering Cancer Center) abgeleiteten Behandlungszyklus VP 16 in Kombination mit Cyclophosphamid und Vincristin verabreicht wird (150 mg/m² an den Tagen 1, 2 und 3) (*H. Gadner:* Pädiat. und Pädologie, im Druck).

3. Auch im Protokoll für maligne Hodentumoren im Kindesalter (MAHO 82) wird Etoposid zum Einsatz gebracht. Auch hierin erfolgt

die Kombination mit anderen Zytostatika (Cis-Platin und Ifosfamid) in einer Dosierung von 100 mg/m^2 3mal intravenös.

4. Schließlich wird in einer Pilotstudie einer gemeinsamen österreichisch-deutschen Histiozytosis-Behandlung die Wertigkeit von VP16 in der Therapie der Histiozytosis X geprüft. Dabei wird die Wirksamkeit von VP16 initial in Kombination mit Prednison (5tägige Gabe von 60 bis 100 mg/m^2/die intravenös) untersucht; bei Ansprechen dieser Therapie soll auch im Laufe der Induktion neben Vinblastin und Prednison das VP16 zum Einsatz kommen und in Form von regelmäßigen Reinduktionen, wobei der Abstand der Gabe von VP16 jeweils 96 Stunden zum Vinblastin betragen soll.

Alle diese Studien sind relativ kurzzeitig in Erprobung; die Verträglichkeit des Medikaments hat sich bei Beachtung einer etwa halbstündigen Infusion als durchaus gut erwiesen.